萎缩性胃炎

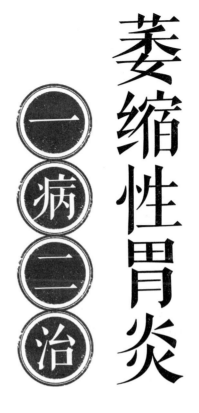

一病二治

主审 兰为民

主编 程 华 姜艾利 鲁 野

中国科学技术出版社

·北京·

图书在版编目（CIP）数据

萎缩性胃炎一病二治 / 程华，姜艾利，鲁野主编 . — 北京 : 中国科学技术出版社 , 2021.6

ISBN 978-7-5046-9030-2

Ⅰ . ①萎⋯ Ⅱ . ①程⋯ ②姜⋯ ③鲁⋯ Ⅲ . ①萎缩性胃炎－治疗 Ⅳ . ① R573.305

中国版本图书馆 CIP 数据核字 (2021) 第 071577 号

策划编辑	焦健姿　韩　翔
责任编辑	孙　超
装帧设计	佳木水轩
责任印制	李晓霖

出　　版	中国科学技术出版社
发　　行	中国科学技术出版社有限公司发行部
地　　址	北京市海淀区中关村南大街 16 号
邮　　编	100081
发行电话	010-62173865
传　　真	010-62179148
网　　址	http://www.cspbooks.com.cn

开　　本	710mm × 1000mm　1/16
字　　数	156 千字
印　　张	19.5
版　　次	2021 年 6 月第 1 版
印　　次	2021 年 6 月第 1 次印刷
印　　刷	天津翔远印刷有限公司
书　　号	ISBN 978-7-5046-9030-2 / R·2697
定　　价	80.00 元

内容提要

　　我国人口众多，胃病发病率很高，在诸多脾胃疾病中，慢性萎缩性胃炎最为常见。本书由从事慢性萎缩性胃炎研究的专家学者编写，汇集了中医药治疗萎缩性胃炎方面理论与临床科研的诸多成果。全书分上、中、下三篇，从现代医学和中医学对慢性萎缩性胃炎的认知、慢性萎缩性胃炎"一病二治"理论与临床应用等方面进行了系统介绍，对现代医学中慢性萎缩性胃炎的概念、病因病机、临床表现、诊断、治疗及疗效评价、现状及展望，以及古代中医对脾胃病理论认知、现代医家对慢性萎缩性胃炎理论认知、慢性萎缩性胃炎临床辨证应用、慢性萎缩性胃炎中医治疗现状进行了概要性介绍，然后对调和气血、培土生新的慢性萎缩性胃炎"一病二治"理论和实践经验进行了全面细致的阐释。纵览全书，理论与实践相结合，对提升相关学科中医师临床科研水平有重要指导作用，对提高慢性萎缩性胃炎的诊断与治疗水平亦有重要意义，可供中医师及医学生、研究生参考阅读。

主审简介

　　兰为民，北京和为中医院院长，带领医疗团队长期从事慢性疾病研究，将现代医学与传统中医理论融会贯通，应用中医药治疗脂肪肝、高尿酸血症、血脂异常、冠心病、糖尿病、慢性萎缩性胃炎等疾病取得多项重大突破。

主编简介

　　程华，毕业于湖北中医药大学；姜艾利，毕业于中国中医科学院（硕士研究生）；鲁野，毕业于黑龙江中医药大学。

　　程华、姜艾利、鲁野以丰富的脾胃病治疗临床经验和较深厚的医学功底入选"萎缩性胃炎科技攻关"团队，在"萎缩性胃炎一病二治"研究过程中发挥了重要作用。

序　一

近年来，虽然科学家研制靶向药物治疗癌症取得一些突破，但是对中晚期胃癌而言，患者术后 5 年生存率仍然很低，绝大多数胃癌患者手术后 5 年内离世，根本原因是胃癌形成过程中癌细胞已经转移。

经过长期科学研究，科学家找到了胃癌的致病因素和胃癌形成的一般规律。中国胃癌发病率、死亡率全球排在第一位，每年因胃癌死亡人数为 50 多万，其中约 50% 有慢性萎缩性胃炎病史。萎缩性胃炎与胃癌的相关性已得到世界医学界公认，西方医学把萎缩性胃炎称为癌前病。据统计，病程 10 年以上的慢性萎缩性胃炎患者中约有 10% 的人可能发生胃癌。

许多萎缩性胃炎患者确诊后未能积极治疗，主要有三方面原因。第一，迄今为止，不论中医还是西医，没有确切可靠的治疗方法，虽然长期用药，但很难达到理想的治疗效果；第二，萎缩性胃炎不同于胃溃疡，在相当长一段时间内，疼痛程度不很严重，只是隐痛和胃胀，患者可以忍受；第三，存在侥幸心理，病程 10 年以上的患者，90%的人可能不发生癌症，便认为自己不会发生胃癌。事实上，即使只有 1% 的人发生胃部癌变，对患者而言就是 100%。所以建议所有萎缩性胃炎患者，一定要积极规范治疗。

我们开展中医药治疗萎缩性胃炎研究纯属偶然。2000年清明节前，我接到一位同学的电话，他移民加拿大已经多年，说回来给父亲扫墓，顺便治病，问我有没有熟悉的老中医。我问他什么病，他说萎缩性胃炎，在加拿大治了两年，病情仍然不断加重。我说找我算是找对了，我确实认识几位中医专家。我先陪他去协和医院做了胃镜，又陪他去找中医专家看病。专家把了脉，问了几句话，不到 5 分钟，专家的学生把两张处方交给我，一张是中药汤剂，另一张是中成药，上面有两种药，一种是某某口服液，另一种是某某丹，我看了处方后感觉有问题，开了汤药为什么还要开两种中成药？汤药里面有二十多味中药，两种中成药里面又有三十多味中药，稍有中医知识的人都知道，中药疗效需要君臣佐使配伍，把五十多味中药混在一起，还能保持药物之间的配伍关系吗？我跟同学说，如果你信任我，我们单位也有中医，虽然不是知名专家，但我相信他们一定会认真给你治病。由此契机，我们便开始了中药医治疗萎缩性胃炎的研究工作。

西医是科学，中医也是科学，对不同疾病、同一种疾病的不同发展阶段的治疗，西医、中医各有所长，用西医否定中医或者用中医否定西医都是错误的，为了患者健康，西医、中医可以单独使用，也可以配合使用。在我们医院，医生治疗萎缩性胃炎时，如果患者只是腺体萎缩，或者出现轻、中度肠化生和异型增生，坚持用中药汤剂进行治疗；如果患者病程较长，病理显示多处重度肠化生和异型增生，或者细胞已经发生癌变，我们建议患者尽快采用西医手术治疗。

　　媒体上关于是否杀灭幽门螺杆菌的争议还在持续，因为我国感染幽门螺杆菌的人很多，而且多种疾病都与这种细菌有关。实际上，世界卫生组织把幽门螺杆菌与肝炎病毒都确认为一级致癌物，四联疗法中联合使用抗生素，杀灭幽门螺杆菌效果很好，有效率可达90%，但是不良反应会破坏肠道菌群，显著降低人体免疫功能，可引起多种疾病。在治疗萎缩性胃炎过程中，如果患者感染幽门螺杆菌，我们会使用一些清热解毒药物，这些药物与西药不同，不能直接杀灭幽门螺杆菌，而是改变幽门螺杆菌的生存环境。通常疗程结束，阳性患者都会转阴。

　　任何事物的发展都有其特定规律，科学研究的任务就是发现规律、运用规律。国医大师李玉奇教授提出的"萎缩性胃炎以痈论治"理论，为我们开展中医药治疗萎缩性胃炎研究提供了借鉴和正确引导。在此，我们向辽宁中医药大学李玉奇教授研究团队表示衷心感谢。

　　本书所述汇集了我们在中医药治疗萎缩性胃炎方面取得的阶段性成果，可为医疗团队继续开展相关研究及中医药传承、创新、发展做出更多贡献。

北京和为中医院　兰为民

序 二

　　我国人口众多，约有90%的人一生中会受到胃病困扰。由于发病率高，民间有"十人九胃"之说。急性胃炎、慢性胃炎、胃及十二指肠溃疡、胃肠息肉、胃癌等都属于脾胃疾病。在诸多脾胃疾病中，慢性萎缩性胃炎较为常见，特别好发于中老年人，50岁以上人群半数患有不同阶段、不同程度的萎缩性胃炎，随着年龄的增大，发病比例不断增高，70—80岁人群高达60%～70%。据报道每年慢性萎缩性胃炎的癌变率为0.5%～1%，如同时伴有肠化生或上皮内瘤变，则癌变率更高，一旦出现轻、中度异型增生的病理变化，发生恶性改变者可达到23%。考虑慢性萎缩性胃炎在中老年人群中发病基数大，萎缩性胃炎已成为胃癌主要的癌前病变，积极治疗慢性萎缩性胃炎不但有益于提高患者健康水平和生活质量，也已成为中医治未病、未病先防、防控胃癌发生的重要措施。

长期以来，我国胃癌发病率、死亡率较高，癌谱中城乡居民胃癌排在前三位，个别地区排在第二位，近十年来我国每年大约有 50 多万人死于胃癌。党和政府非常重视中医药胃癌防治工作，国家卫生部、科技部先后将"慢性萎缩性胃炎脾虚证的临床及实验研究"列为国家科技攻关重点项目，将"中医药治疗胃癌癌前期病变的临床与实验研究"列为重点科技攻关项目，组织全国脾胃病领域专家进行重点科技攻关，北京中医药大学拥有全国著名脾胃病专家董建华院士创建的科研队伍，被国家卫生部、科技部指定参与此重点项目科技攻关。在我担任北京中医药大学校长期间，经过 10 年科技攻关，基于萎缩性胃炎属于"胃痞"范畴，研究团队研制了院内制剂"实痞通"，就慢性萎缩性胃炎治疗进行了有益的探索。

　　慢性萎缩性胃炎及其癌变是多因素导致的复杂性疾病，难以通过切割还原成单一的病因进行对抗性治疗，而中医药具有整体调理、多靶点干预的特点，在防治萎缩性胃炎及其癌变方面优势明显。我们必须遵循习近平总书记有关中医药守正创新的指示精神，汲取中医药精华，不断努力创新，积极探索萎缩性胃炎及其癌变的中医药理论新认识和干预新方法，而创新技术的关键是要找到萎缩性胃炎及其癌变的基础性健康问题及其临床的核心病机。

北京和为医院医疗团队在学习、研究我国多位著名脾胃病专家的理论基础上，高起点开展研究工作，经过长期大量科学试验和临床应用，提出了萎缩性胃炎"一病二治，调和气血，培土生新"理论，这是对萎缩性胃炎及其癌变临床核心病机的创新性认识，功在应用"一病二治"治法让腺体萎缩、肠化生和异型增生发生逆转，使癌变进程得到有效遏制，从而降低胃癌发病率。我希望"一病二治"的方法能尽快得到推广应用，让更多萎缩性胃炎患者远离病痛，

享受高质量生活。我认真研读了书稿，收获颇丰，值得推
荐给脾胃病临床医生和科研工作者一读。

北京中医药大学　郑守曾

※郑守曾，教授，博士研究生导师，北京中医药大学原校长。

前　言

胃功能极易受到食物、药物、细菌等因素及自身情绪的影响，脾胃疾病若失治、误治或者致病因素长期存在，则可演变成慢性胃黏膜炎症性病变，多数学者认同胃病"炎－癌"转化模式，即正常胃黏膜→慢性浅表性胃炎→慢性萎缩性胃炎→癌前病变→胃癌。我国胃癌发病率、死亡率较高，长期排在城乡居民癌谱的前三位，研究发现，病程 10 年以上的萎缩性胃炎患者发生胃癌的概率为 10%，50% 的胃癌患者有萎缩性胃炎病史。

为降低胃癌发病率，国家科技部、卫生部从"七五""八五"期间开始，就把中医药治疗萎缩性胃炎列为国家科技攻关重点项目，此后不断加大科研力量和经费投入，在国家重视和广大医务工作者的不断努力下，慢性萎缩性胃炎的疗效正逐步提高，能够显著改善症状、减缓和阻断病变进程，部分患者肠化生、异型增生和腺体萎缩发生逆转。

现代多位著名脾胃病专家的理论对我们开展慢性萎缩性胃炎"一病二治"的研究具有指导作用。在本书编写过程中，我们参考了大量公开发表的文献和著作，比如董建华教授"通降理论"、田德禄教授"清降理论"、李玉奇教授"以痈论治理论"等，在此向各位中医前辈及各位中医专家表示诚挚的感谢！

　　科学技术不断进步，医学研究不断发展，书中所述可能存在一些偏颇或失当之处，恳请各位老师和同仁提出宝贵意见，以便再版时修订完善。

程　华　姜艾利　鲁　野

目　录

上篇　现代医学对慢性萎缩性胃炎的认知

中篇　中医学对慢性萎缩性胃炎的认知

下篇　慢性萎缩性胃炎"一病二治"

上篇

现代医学对慢性萎缩性胃炎的认知

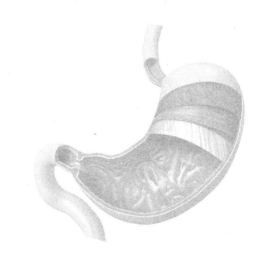

第1章 现代医学对胃的认知

一、胃的概述

1. 胃的大小及形态

胃是人体重要的消化器官，胃的形态随人的体型和胃的充盈程度而有差异，空腹时胃约为一个拳头大小，中等充盈时胃呈扁平的曲颈囊状，食物进入胃后可以膨大到数十倍。正常成年男性胃的容积约为 1400ml，胃扩张到最大时可达 2400ml；正常成年女性胃的容积约为 1200ml，胃扩张到最大时可达 2000ml。暴饮暴食、胃扭转、自主神经功能紊乱等，可导致急性胃扩张，初期可有上腹饱胀、疼痛、呕吐等症状，严重者可有呼吸急促、休克等表现。

胃的形态及大小因人而异。在站立位时采用硫酸钡等造影剂对胃填充，并通过 X 线进行观察，胃的形态主要分为 4 种。

(1) 角型胃：这种形态的胃多见于超力型、体质偏矮胖型者，胃的位置相对较高，整个胃呈"上宽下窄"的状态，形态类似牛角，故称为"角型胃"。

(2) 钩型胃：这种形态的胃多见于正力型、健康体质者，胃的幽门部转向右上方，胃下极可达人体髂嵴的水平，整个胃呈"钩样"状态，故称为"钩型胃"。

(3) 瀑布型胃：这种形态的胃多见于瘦长体型或是有胃下垂者，胃的底层呈囊袋状，向后倾倒，在透视时能见到进入胃的钡剂先是充满胃底最低处，然后向上溢出再向下倾注如"瀑布状"，这与食物进入胃的情况相似，故称为"瀑布型胃"。

(4) 长型胃：这种形态的胃多见于无力型、体质偏瘦长及衰弱者，胃呈"垂直位"，胃的位置几乎位于人体腹腔的左侧，胃的下缘可抵至人体髂嵴连线的水平以下，甚至能进入人体盆腔，整个胃呈"上窄下宽"状态，故称为"长型胃"。

2. 胃的位置

胃的位置在人体腹腔的左上方，胸骨剑突及心脏的下方，胃在中等程度充盈时，大部分在左季肋部，小部分在人体上腹部。胃的上端与食管的下端相连，胃和食管相连的交界处有一条明显的相互交错的界限，被称为"齿状线"，正常食管黏膜颜色呈现淡红色，胃部黏膜则呈现橘红色，所以齿状线异常有利于观察可能出现的胃及食管解剖异常或病理性改变。胃下端与十二指肠球部相连，胃和十二指肠相通的部分，称为"幽门"。胃前壁右侧与肝脏左叶相邻；前壁左侧上半部大部分被膈和肋弓遮盖，前壁左侧下半部分在剑突下与腹前壁相贴。胃后壁直接与膈、肾上腺、左肾、胰腺尾部、脾脏、结肠脾曲及横结肠系膜等相邻。

当然，胃的位置可因体型、体位及胃的虚盈情况等而有不同变化，体型偏矮肥者胃的位置较高，体型偏瘦长者胃的位置则较低；在卧位时，胃的位置相对较高，在站立位时，胃的位置相对较低；在胃过度充盈时，胃的下极可抵达人体的脐水平面以下。

二、胃的结构

1. 胃解剖结构

胃解剖结构包括上下两口、大小两弯、前后两壁、四个分部。

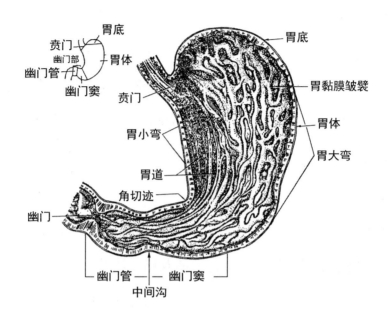

（1）上下两口：胃的入口称为"贲门"，是食管和胃的交界，相当于食管下括约肌的下缘，通常位于人体第11胸椎体左侧、第7肋软骨后方，距腹前壁约10cm，与中切牙相距约40cm。胃的出口称为"幽门"，是胃下端移行于十二指肠的出口，通常位于人体第1腰椎内侧。幽门的周围有较厚的环状肌肉，同时可以通过腺体分泌黏液性的蛋白质，从而保护胃黏膜不受胃酸侵蚀和粗糙食物磨伤。

（2）大小两弯：胃的右上缘被称为"胃小弯"，此弯凹向右上方，其最低点叫"角切迹"。胃小弯的上端至贲门，下端移行于幽门，胃小弯是胃溃疡和胃部肿瘤的好发地，在临床上有重要意义。胃的左下缘称为"胃大弯"，此弯凸向左下方，长度为胃小弯的4~5倍。贲门左侧、食管末端左缘与胃底所形成的锐角被称为"贲门切迹"，胃大弯起自贲门切迹，呈弧形凸向左下至人体第10肋软骨平面左右，当站立时，胃大弯的最低点可进入盆腔，是诊断胃下垂的主要依据。

(3) 前后两壁：胃朝向前上方、靠近胸前的部分被称为"胃前壁"，胃朝向后下方、靠近后背的部分被称为"胃后壁"。

(4) 四个部分

① 贲门部：胃贲门附近区域。

② 胃底：胃位置最上的部分，指胃贲门平面以上、向左上方膨出的部分，临床上称为"胃穹窿"。

③ 胃体：胃底向下至角切迹处的中间大部分，胃体的左界为胃大弯，右界为胃小弯。胃体所占胃的面积最大，含大多数壁细胞。胃小弯处因有"肝胃韧带"附着，所以位置较为固定，而胃小弯的最低点明显向右的转折角，叫作"角切迹"。

④ 幽门部：胃体下界与幽门之间的部分。幽门部的大弯侧有一浅沟被称为"中间沟"，"中间沟"将幽门部分为右侧的"幽门管"和左侧的"幽门窦"。"幽门窦"通常是位于胃的最低部位，而幽门管是左侧稍膨大的部分，长 2～3cm。我们常说的"胃窦"就是指"幽门窦"，或是包括幽门窦在内的"幽门部"。

在临床上，胃溃疡和胃癌多在胃的幽门窦近胃小弯处发生，幽门直径约为 1.5cm，是消化道最狭窄的部分，所以当局部发生病变时也极易发生梗阻。

2. 胃组织结构

胃壁由黏膜层、黏膜下层、肌层和浆膜层四层构成。

(1) 黏膜层：位于胃壁的最内层，呈红色，有丰富的血管，由一层柱状上皮细胞组成，柱状上皮细胞能够分泌含有中性多糖黏蛋白的黏液。黏膜层的表面有许多密集的小凹，被称为"胃小凹"，"胃小凹"是黏膜内大量腺体的腺管开口处，平均一个胃小凹的底部有 3～5 条胃腺共同开口，同时胃腺的分泌物混合形成胃液，对食物进行化学性的消化。在胃排空时，黏膜会呈现出许多皱襞；在胃被食物填充后，黏膜皱襞可变为低平或消失。

在临床上，胃黏膜皱襞的改变，常常提示病变的发生。胃小弯和幽门部的黏膜相对较平滑，神经血管分布较为丰富，是酸性食糜的必经之路，极易受到机械性损伤及胃酸消化酶的水解作用，所以在临床上常常有溃疡的发生。

(2) 黏膜下层：位于肌层与黏膜层之间，是胃壁内最富于胶原的结缔组织层，由疏松结缔组织和弹性纤维组成，有较强的缓冲作用，当胃蠕动或胃扩张时，黏膜可伴随这种活动进行伸展或移位。黏膜下层内含丰富的血管、淋巴管及自主神经 Meissner 丛。

黏膜下层是胃壁中最有支持力的结构，发生胃黏膜炎或胃黏膜癌时，可经黏膜下层继续扩散。在临床上手术缝合胃壁时，应贯穿黏膜下层，若行胃切除时应先结扎黏膜下血管，以防手术后吻合口处出血。

(3) 肌层：胃壁的肌层很厚、也很发达，由三层不同方向的平滑肌构成。其中内层是斜行纤维层，由贲门左侧沿胃底向胃体方向进行，以下渐渐分散变薄，以至不见。中层是环行纤维层，在幽门部最厚，形成幽门括约肌，能够控制胃的内容物排入十二指肠、延缓胃内容物的排空并防止肠内容物反流至胃。外层是纵行纤维层，以胃大弯和胃小弯部分较为发达。

胃的肌层因由内斜、中环、外纵三层组成，所以使得胃壁具有很强的收缩性。同时在环行纤维层与纵行纤维层之间含有丰富的肌层神经丛，胃的各种生理运动也主要靠肌层来完成。

(4) 浆膜层：浆膜层即腹膜层，胃壁的浆膜层是脏腹膜的一部分，由间质细胞连接而成，被覆在胃壁肌层的表面，向周围器官延续形成网膜和韧带等结构。胃浆膜层的覆盖主要在胃的前上面和后下面，并在胃小弯处和胃大弯处分别形成小网膜和大网膜。

3. 胃神经分布 [1]

支配胃的神经主要包括交感神经、副交感神经及内脏传入神经。

(1) 交感神经：胃交感神经的节前纤维起自人体脊髓的第6～9胸节，经交感干、内脏大神经至腹腔神经丛，在节内交换神经元，通过节后纤维经腹腔干的分支布于胃壁。交感神经的作用是减少胃液分泌、减慢胃蠕动、增强胃部幽门括约肌的张力及引起胃部血管收缩。

(2) 副交感神经：胃副交感神经的节前纤维来自左、右迷走神经，迷走神经的前干（以左迷走神经纤维为主）和后干（以右迷走神经纤维为主）经食管裂孔随食管进入腹腔。迷走神经的前干在胃贲门部附近分为胃前支和肝支。其中，胃前支伴胃左动脉沿距胃小弯1cm左右处走行，沿途分出若干小支至胃前壁，在角切迹附近的终末分支呈"鸦爪形"分布于幽门窦、幽门管的前壁。迷走神经的后干下行于食管的右后方，在贲门部分为腹腔支和胃后支。其中，腹腔支沿腹膜后胃左动脉干右行，参与腹腔丛的构成；胃后支沿胃小弯的深面向右走行，沿途发出小支至胃后壁，在角切迹处附近以"鸦爪形"分布于幽门窦、幽门管的后壁。副交感神经的作用使得胃腺分泌增加，促进胃酸和胃蛋白酶的分泌，使得胃的蠕动加强、胃部幽门括约肌开放。

(3) 内脏传入神经：胃的内脏传入神经又被称为感觉神经。感觉神经纤维分别随交感神经、副交感神经进入脊髓和延髓。胃的痛觉冲动主要跟随交感神经通过腹腔丛、交感干传入人体脊髓的第6～10胸节。在临床上行胃手术时，封闭腹腔丛可阻滞痛觉的传入。胃的牵拉感和饥饿感冲动则会刺激迷走神经传入延髓。若行胃部手术时过度牵拉，强烈地刺激迷走神经，可能会引起心搏骤停，这种情况虽属罕见，但后果严重，应引起足够的重视。

4. 胃的血液分布

胃的血液供应十分丰富，在临床上行胃大部切除术时，需结扎胃的主要动脉并保留部分胃短动脉和小动脉分支，使胃不至于发生严重的缺血而坏死。现从胃动脉、胃静脉的角度来分析胃部血液分布情况。

(1) 胃动脉：胃动脉主要来源于腹腔干及其分支，胃动脉先沿胃大弯、胃小弯形成两个动脉弓，再由弓向上发出许多的小支至胃前壁和胃后壁，然后在胃壁内进一步进行分支，吻合成网状结构。

① 胃左动脉：胃左动脉起于人体的腹腔干，向左上方行经胃胰襞的深面至胃贲门部附近，然后转向前下方，在肝胃韧带内沿着胃小弯侧右行，终支多与胃右动脉相吻合。胃左动脉在行经胃小弯侧时，发5～6支至胃前壁和胃后壁。

② 胃右动脉：胃右动脉起于人体的肝固有动脉，也可起于肝固有动脉左支、肝总动脉或胃十二指肠动脉，然后下行至幽门上缘，再转向左侧，在肝胃韧带内沿着胃小弯侧走行，终支多与胃左动脉相吻合，形成胃小弯动脉弓，沿途分支至胃前壁和胃后壁。

③ 胃网膜右动脉：胃网膜右动脉发自胃十二指肠动脉，在大网膜的前两层腹膜间沿着胃大弯侧左行，终支与胃网膜左动脉相吻合，沿途的分支则至胃前壁、胃后壁和大网膜。

④ 胃网膜左动脉：胃网膜左动脉起于人体脾动脉的末端或其脾支，经胃脾韧带入大网膜前两层腹膜间，沿着胃大弯侧右行，终支多与胃网膜右动脉相吻合，从而形成胃大弯动脉弓，在行程中分支至胃前壁、胃后壁和大网膜。

⑤ 胃短动脉：胃短动脉起于人体的脾动脉末端或其分支，一般3～5支，经胃脾韧带至胃底前壁和胃底后壁。

⑥ 胃后动脉：临床上约有72%的人存在胃后动脉，胃后动脉大多1～2支，起始于人体的脾动脉或其上极支，上行网膜囊后壁腹膜后方，经胃膈韧带至胃底后壁。

(2) 胃静脉：胃静脉多与同名的动脉相伴行，均汇入肝门静脉系统。其中，胃左静脉又被称为"胃冠状静脉"，其沿着胃小弯侧左行，至胃贲门部转向右下方，然后汇入肝门静脉或脾静脉。胃右静脉则沿着胃小弯侧右行，注入肝门静脉，途中汇集幽门前静脉，后者在幽门与十二指肠交界处前面上行，这是辨认幽门的标志。胃网膜右静脉沿着胃大弯侧右行，最终注入肠系膜上静脉。胃网膜左静脉则沿着胃大弯侧左行，最后注入脾静脉。胃短静脉来自于胃底，经胃脾韧带注入脾静脉。此外，多数人还出现胃后静脉，是由胃底后壁经胃膈韧带和网膜囊后壁腹膜后方，注入脾静脉。

三、胃的生理功能

胃是人体消化系统中的重要器官，不仅具有对食物进行接收、储存、分泌、消化、运输和排空的作用，还能对外界病菌起防御功能。

1. 胃的接收功能

人体在摄入食物时，饮食物从口腔进入食管，然后通过胃部接收食物，贲门是胃的入口，在这个过程中，若胃的贲门括约肌功能出现障碍，则会引起一些疾病的发生。

(1) 贲门部松弛：贲门括约肌松弛会出现嗳气、咳嗽，甚至呕吐的情况，严重呕吐者可引起脱水，久病会引起营养不良的状态。此外，反流还可引起吸入性肺炎的发生。

(2) 贲门失弛缓：又称为"贲门痉挛"，食物经过食管后难以顺利通至胃，出现咽下困难、疼痛以及存留在食管中的内容物易反流而引起的炎症、吸入性肺炎等，也可因食管下端括约肌张力的增高，压迫胸腔内器官而产生干咳、气急、发绀、声音嘶哑等症状。久则会导致营养不良、贫血、体重减轻等问题的发生。

2. 胃的储存功能

食物进入胃内，胃壁也随之扩展，以适应和容纳食物的需要。胃是一个空腔的囊状结构，像一个大的容器，能够储存吃进去的水、食物、药物等。当人体在进行咀嚼和吞咽动作时，可通过神经反射引起胃底和胃体部的肌肉产生反射性的舒张，这被称为"胃的容受性舒张"。胃腔内的容量可由空腹时的50ml增加到进食后的1.5L，而胃内压力变化并不大，同时幽门是关闭的，如此一来，纳入的食物就会暂时停留在胃内进行消化。混合性食物在胃内存留时间一般是4～5h，如果胃的功能受到损害，进食胃内的食物不能正常被消化，堆积在胃内，也会引起胃部疾病的发生。

3. 胃的分泌功能

胃内多种细胞都具有分泌的功能。

(1) 胃壁细胞：胃壁细胞是胃底腺腺体的一种主要细胞，主要分布在胃底腺的颈部、体部，胃壁细胞在胃窦部、胃体部分布较多，胃壁细胞能够分泌胃酸、内因子，能帮助和促进食物的吸收和消化。胃壁细胞缺乏会导致胃酸分泌减少，引起胃肠道消化功能不良的症状。尤其慢性萎缩性胃炎时，由于胃酸分泌过少，可引起消化不良、吸收差，从而影响钙、铁、锌等矿物质及维生素 B 的吸收；胃壁细胞缺乏，导致内因子分泌减少，影响人体对维生素 B_{12} 的吸收，从而导致巨幼细胞性贫血等。

(2) 主细胞：主细胞又被称为"胃酶细胞"，主要分布在胃底腺的下半部，能够分泌胃蛋白酶原，其被盐酸或已活化的胃蛋白酶激活后，能够参与蛋白质的消化；婴儿的主细胞还可分泌凝乳酶，使乳汁凝固，有利于被蛋白酶分解。

(3) 黏液细胞：黏液细胞能够分泌碱性的黏液，可中和胃中的胃酸，并在胃黏膜的表面形成一层黏液膜，从而保护胃黏膜。

(4) G 细胞：分布在胃窦腺的 G 细胞能够分泌胃泌素，胃泌素可以促进胃壁细胞和主细胞的分泌，在调节胃酸和胃蛋白酶原的分泌及调节胃的生理运动过程中发挥着重要的作用。在临床上，若该细胞的分泌功能亢进，胃泌素产生过多，可引发消化性溃疡；若该细胞的分泌功能差，分泌的胃泌素不足，则会导致胃酸缺乏、消化不良等症状。

4. 胃的消化功能

胃是人体消化必经的场所，人们吃进去的食物都是大分子物质组成的团块，需要在胃肠道内被分解成小分子物质，从而被人体吸收和利用，这种食物分解的过程称为"消化"。胃消化的方式分为机械性消化和化学性消化两种，两种方式相互配合，共同完成胃的消化功能。

胃的消化功能主要体现在两个方面：其一，是对食物进行机械性研磨的作用。即胃利用肌肉的舒缩活动，将食物磨碎并与胃内消化液充分混合，再不断地将食物输送至胃肠道的远端。在正常情况下，胃底和胃体的近端部运动较弱，而胃体的远端和胃窦部运动较为明显。胃的蠕动一般从胃的中部开始，饮食物进入胃后，约 5min 即开始进行蠕动，约每分钟 3 次，1min 即可达幽门部，胃通过蠕动对食物的研磨作用常常是一波未平、一波又起，在到达幽门部时胃蠕动的幅度及强度均有所增加，胃的蠕动波超过胃内容物时常常可将食物反向推向胃体再次进行研磨。这种研磨作用，能够使得食物与胃液充分混合，有助于进一步的消化。其二，是通过胃酸、胃蛋白酶等对食物进行化学性分解和消化。即通过胃消化腺分泌的消化液来完成的消化。在正常情况下，胃内的细胞能够分泌胃酸和胃蛋白酶原，而胃酸又可以激活胃蛋白酶原，使之变为胃蛋白酶，胃蛋白酶则可使食物中的蛋白质在胃内得到初步的分解和消化。

5. 胃的运输及排空功能

胃不仅通过蠕动对食物进行研磨，还能通过蠕动对胃内容物进行运输和排空。食物进入胃内后刺激胃部的蠕动，使得胃液与食物充分混合，食物经过胃的消化之后呈半液体形态，胃的蠕动波在食团的上方时产生收缩波，在食团的下方时产生舒张波，从而使食物不断地向下移动。胃的蠕动波在到达胃窦幽门部时蠕动幅度及强度均增加，进入胃窦后就会起到排空食物的作用，胃的每次蠕动可将1～2ml的食糜排入十二指肠。

6. 胃的保护和防御功能

胃黏膜自身有很好的保护和防御功能，在受到刺激和损伤后能够快速做出反应，较快地进行修复，这种保护和防御功能是由多种因素相互作用和介导，将这些因素主要分为以下 6 个方面。

(1) 胃酸具有较强杀菌、防御能力：胃腔中的胃酸具有较强的杀菌能力。研究发现，除幽门螺杆菌以外，胃酸可以有效地抑制、杀死细菌，使胃内细菌的聚集减至最低程度，且在胃酸分泌的状态下，胃黏膜对各种损伤的敏感性常常降低，这是胃黏膜自身防护的一道重要防线。若是在低胃酸或无胃酸的状态下，细菌的感染率大大增加。

胃酸还具有限制抗原成分进入肠腔的功效。相关实验研究发现，在给过敏体质大鼠的胃内注射抗原成分时，大鼠胃腔内的胃酸分泌增加，且胃排空延迟，从而延长胃酸与抗原的接触时间，起到抗感染的作用。

(2) 胃黏膜构成黏液 - 碳酸氢盐屏障：黏液是由胃黏膜表面的上皮细胞、贲门腺、幽门腺及颈黏液细胞等共同分泌形成的，黏液可在胃黏膜的表面形成一层 0.25～0.5mm 厚的黏液层。其中，黏液的主要成分是糖蛋白，糖蛋白分子之间互相重叠，从而形成黏稠状且不溶于水的凝胶层，被覆于胃黏膜的表面，有利于阻止氢离子的逆弥散。黏液与

胃黏膜分泌的 HCO_3^- 共同形成黏液－碳酸氢盐屏障，此层屏障能够阻挡 H^+ 与胃黏膜的直接接触，对胃黏膜起到保护性作用，同时，胃酸分泌的 HCO_3^- 盐也有中和部分胃酸的作用。

（3）胃黏膜上皮层抗酸、修复能力强：胃黏膜上皮层具有显著的抗酸损伤的功能。研究发现，胃黏膜表面上皮层细胞的顶端在 pH 为 2.0 的酸性环境下长达 4h，不会出现细胞受损的情况，但这些细胞的基底侧膜在 pH 为 5.5 的环境中，其膜的抵抗力会迅速下降。可见胃黏膜上皮层对高浓度的酸性环境具有特殊的抵抗力。

若胃黏膜发生表浅的损伤，即使是损伤的面积较广，也能够在较短的时间内形成紧密连接，实现并恢复上皮层的连续性和完整性。这种快速修复的过程被称为"整复"或"重建"，与再生和愈合的概念不同，当然前提条件是要求保持基底膜的完整性。原因可能是上皮层受损后，释放出大量的黏液，与坏死细胞、细胞碎片、血液中的纤维蛋白等成分混合，形成一层较厚的黏液样的被覆罩膜，覆盖于受损部位的表面。受损部位周围健康的上皮细胞会伸出扁平伪足，沿着裸露的基底膜进行迁移，上皮细胞之间一旦接触，便会形成复合的典型的细胞连接结构，进一步恢复胃黏膜上皮层的完整性，最终逐步实现全部覆盖。而在这一过程中基底膜的完整性是细胞迁移不可或缺的基础。

(4) 胃黏膜血流和酸碱平衡：胃黏膜血流在胃黏膜的保护机制中位于十分基础和重要的地位。胃黏膜丰富致密的毛细血管网不仅为胃黏膜上皮供应充足的营养物质和氧气，不仅能够稀释和带走反渗入黏膜组织中的 H^+，还可向黏膜表皮细胞运送 HCO_3^-。胃黏膜的毛细血管网分布密集，当胃壁细胞每分泌一个 H^+ 进入胃腔时，同时会有一个 HCO_3^- 从其基底侧分泌入有窗孔的毛细血管内，并通过转运输送至黏膜的表面，弥散入上皮细胞进入胃黏液层，这一过程也称为"碱潮"。

当胃黏膜被暴露或受到酸反流的刺激时，胃黏膜的血流快速而明显地升高，有着清除和稀释反流出现的损伤因子的功能，能够在一定程度上防止胃黏膜受到损伤。有大量的文献认为，胃黏膜的 pH 与胃黏膜血流的比值是评价胃黏膜损伤的敏感指标。研究发现，很多内源性物质能够调节胃黏膜的血流状态，其中最常见的是降钙素基因相关肽、一氧化氮[2]。降钙素基因相关肽、一氧化氮增加胃黏膜血流量的机制可能：一方面，降钙素基因相关肽与胃内皮细胞上的受体相结合，从而上调一氧化氮合酶，产生一氧化氮，一氧化氮穿过细胞膜，活化平滑肌内可溶性鸟苷酸环化酶，经 cGMP 通路进而活化蛋白激酶 G，被活化的蛋白激酶 G 通过作用于 Ca^{2+}–ATP 酶，使细胞内游离的钙离子浓度下降，进而舒张平滑肌。降钙素基因相关肽也通过前列环素活化 cAMP/PKA 的途径，进一步发挥舒张血管的作用；另一方面，降钙素基因相关肽也可以直接与血管平滑肌细胞上的受体相结合，经过 cAMP 活化 PKA 抑或通过激活血管平滑肌细胞膜上的 K^+–ATP 通道来实现胃黏膜血管的舒张作用。

(5) 前列腺素对胃黏膜的保护作用：目前研究发现，胃黏膜的上皮细胞能够合成并释放内源性前列腺素，而前列腺素是胃黏膜重要的保护因子，起到防止有害物质对胃黏膜上皮细胞的损伤和致死的功效，这种作用被称为细胞保护作用，这一过程可能与黏液分泌、细胞营养、细胞内代谢以及胃上皮细胞的更新等多种因素有关。前列腺素对胃黏膜起保护作用的机制可能包括以下几个方面：①刺激胃黏液合成、分泌增加；②刺激引起 HCO_3^- 的分泌增多；③增加胃黏膜上皮细胞顶端膜磷脂的合成，从而增强其疏水的活性；④维持胃黏膜血管正常的通透性，增强黏膜自身的修复功能，使胃黏膜血流状态相对稳定，进而保护胃黏膜细胞的完整性；⑤协助延缓胃黏膜上皮细胞和黏液细胞的衰老和脱落，但不改变细胞的增殖能力；⑥对松弛胃壁的肌肉具有协同作用，可缓解胃壁的高动力状态，减轻胃壁的机械性损伤。

(6) 疏基对胃黏膜的保护作用：疏基物质对胃黏膜细胞具有保护作用，原因可能是疏基与维持胃黏膜血管形态的正常、功能的完整性及抗自由基损伤等有关。胃黏膜的组织代谢旺盛，含有丰富的线粒体、黄嘌呤氧化酶等，极易受到腔内的刺激而出现白细胞浸润的情况，因此自由基产生也相对较多，在生理状态下，自由基清除系统可防止胃黏膜受损，但在病理状态下，当自由基的产生超过胃黏膜自由基清除系统的能力时，胃黏膜便会因自由基而发生损伤。研究发现，作为疏基物质的非蛋白疏基，大多为还原型谷胱甘肽，正是通过谷胱甘肽过氧化物酶的参与，对自由基进行清除反应，增加对自由基损伤的敏感性，从而防止氧自由基对胃黏膜组织细胞的损伤。

内源性的疏基化合物对胃黏膜细胞起保护作用的途

径还可能体现在：①通过活化前列腺素受体，对胃黏膜起保护和防御功能；②巯基化合物与胃黏膜损伤中介物的受体相结合，阻止中介物的释放，从而阻碍其损伤胃黏膜的作用。

四、胃功能检查

1. X线钡餐造影

X线钡餐检查又称"X线钡餐造影"，用于在X线照射下观察消化道是否有病变，对上消化道的检查相对清晰。方法是让患者口服药用硫酸钡进行胃部充盈，因其不溶于水和脂质，所以在胃肠道不会被吸收，对人体基本无毒性。X线透视时可将胃的轮廓清楚地显示出来，也常通过口服发泡剂或向肠道注气，使得胃肠道内既有高密度的钡剂，又有低密度的气影，从而形成气钡对比造影，易获得阳性的结果。X线钡餐造影检查能够诊断胃溃疡、胃穿孔、胃出血及幽门梗阻等多种疾病。但也有其弊端，X线钡餐检查仅仅能看到消化道的轮廓，而且充满钡剂的消化道造影常常掩盖胃内一些微小的病灶，对胃部一些早期病变很难发现。

2. 胃镜

胃镜检查是目前对胃病的诊断最有价值、最常用的方法，胃镜检查不仅能直观地通过肉眼对胃黏膜的表面进行观察，还能对胃黏膜进行活检行病理组织学检查，从而判断和验证所见疾病的准确性。对诊断慢性胃炎的程度、肠上皮化生、异型增生等癌前病变的有无，对鉴别胃溃疡病变的良、恶性与否，对判定上消化道出血的病因以及早期发现胃癌等具有重大的意义。同时通过胃镜检查还能做一些镜下的治疗，比如胃内异物的取出、部分上消化道出血的止血治疗以及胃息肉的切除等。胃镜检查具有视野广、图像直观、检查安全、诊断及时准确、治疗方便等优点，当然，胃镜检查也不是适用于所有人群，也有检查的禁忌，对患有严重心肺疾病者、食管狭窄或贲门部梗阻者、各种原因引起的神志不清者及不能很好地配合检查的患者等均不能行胃镜检查。

随着科技社会的进步，无痛胃镜逐渐开展开来，无痛胃镜检查有很多优点，一方面，能够消除患者的紧张、焦虑情绪，提高患者对胃镜检查的耐受性，同时，在麻醉状态下的胃肠蠕动减少，更便于发现胃部细微的病变，从而提高诊断的敏感性和准确性；另一方面，在无痛胃镜下进行胃内治疗，创伤小，避免了在常规胃镜检查中患者因不自觉躁动造成的机械性损伤。当然，除了常规胃镜的禁忌证之外，有药物过敏史者、患有容易引起窒息的疾病者、严重打鼾者、过度肥胖者以及心动过缓者等均不适合做无痛胃镜检查。

3.超声胃镜

超声胃镜是一种较为先进的集超声波与胃镜检查为一体的医疗设备，超声胃镜将微型的高频超声探头安置在胃镜的最前端，当胃镜进入胃腔之后，通过胃镜直接观察胃内形态的同时，又可进行实时超声的扫描，从而获得管道壁的各层次组织学特征及其周围邻近脏器的超声图像。超声胃镜的主要优势在于能确定胃黏膜下病变的性质、判断消化道恶性肿瘤的侵袭范围和深度、有无淋巴结转移以及可以诊断胰腺系统的疾病等。但超声胃镜检查也有其局限性，因胃是空腔脏器，在超声反射中是无回声的，且胃部肿瘤、胃溃疡在超声胃镜检查中也同属无回声或低回声，在检查时无明显的反差。所以超声检查对胃黏膜的糜烂、缺损很小的溃疡很难发现，也发现不了早期的胃癌病变。

第2章 慢性萎缩性胃炎

胃开口于外，极易受到外界饮食、药物、细菌等因素及自身情绪的影响，各种病因都可能引起胃黏膜的炎症性病变，若失治误治或者刺激性原因一直存在则会使得损伤的胃黏膜长时间不愈或反复发作，均可演变成慢性胃黏膜炎症性病变。目前多数学者认同胃的"炎－癌"转化模式，即"正常胃黏膜→慢性浅表性胃炎→慢性萎缩性胃炎→癌前病变→胃癌"的胃癌发展模式，因此阻断甚至逆转"炎－癌"的发展模式逐渐成为人们研究的重点。

慢性萎缩性胃炎是慢性胃黏膜炎症性病变的一种类型，在广义上指的是一种胃的"癌前状态"，是指胃黏膜的上皮反复遭受一些刺激性的损害，最终导致胃黏膜固有腺体逐渐减少，伴或不伴肠上皮化生和（或）假幽门腺化生的一种慢性的胃部疾病[3, 4]。慢性萎缩性胃炎伴中度或重度肠上皮化生、伴有异型增生被认为是"癌前病变"。其中，肠上皮化生是指胃黏膜的上皮细胞被肠型的上皮细胞所代替，即类似小肠或大肠黏膜的上皮细胞在胃黏膜上出现的病变。异型增生是指胃黏膜的上皮细胞偏离正常分化，出现细胞结构异常、分化紊乱，易发展为浸润性癌的一种癌前病变。

一、慢性萎缩性胃炎的病因病机

导致慢性萎缩性胃炎发生的病因较为复杂，目前认为与幽门螺杆菌感染、胆汁反流、遗传免疫因素、年龄因素、理化因素、胃黏膜营养因子缺乏、精神因素，以及高盐、过热、辛辣刺激性饮食等有关，多数学者认为慢性萎缩性胃炎是多种因素共同作用的结果。

1. 幽门螺杆菌感染

幽门螺杆菌是一种螺旋形、微厌氧、能够在人体胃中生存的细菌，于1983年由澳大利亚的两位学者首次从人体胃黏膜的活检组织中分离成功。研究发现该病菌常生存于胃的幽门部位，与慢性萎缩性胃炎的发生密切相关。当前研究认为幽门螺杆菌引起胃炎发生的可能原因和机制主要有以下几个方面 [5, 6]。

(1) 形状特殊性：幽门螺杆菌因形状为螺旋状，所以具备很强的能动性，能够穿过胃黏膜屏障的黏液层，与胃黏膜上皮细胞直接接触并黏附于上皮细胞上。

(2) 适应环境能力强：当前许多研究发现，幽门螺杆菌的一个显著特性是它适应环境的能力强，通过调节特定基因的表达，能够在胃部高酸度和营养缺乏的恶劣环境中存活，幽门螺杆菌通过表达毒力相关蛋白，使自己能持久性地存在于胃黏膜的上皮细胞内，保护自身不受胃黏膜细胞内环境的影响，使胃黏膜长期处于感染状态，同时也增强了治疗的耐药性。

(3) 损伤破坏作用

① 排泄趋化因子：幽门螺杆菌能够排泄趋化因子，刺激并引起胃黏膜上皮细胞白细胞介素 -8（IL-8）的表达升高，引发胃黏膜出现多种炎症细胞的浸润而造成黏膜组织的损伤。

② 促进炎症递质生成：幽门螺杆菌可促进胃黏膜局部产生血小板活化因子、肿瘤坏死因子、IL-6 等炎症介质，加重胃黏膜局部的炎症反应，导致胃黏膜的损伤。

③ 尿素酶活性作用：幽门螺杆菌的代谢产物具有高尿

素酶的活性，能将尿素分解，产氨和多种酶，直接对胃黏膜造成损伤和毒性作用。

④ 空泡毒素作用：研究发现，某些幽门螺杆菌的菌株具有空泡毒素，而空泡毒素可以直接引起炎症发生和黏膜的损伤。

(4) 自身保护作用：幽门螺杆菌自身可以产生自由基清除剂，从而能避免在炎症过程中性粒细胞产生的自由基对其攻击，而自由基又能加重胃黏膜上皮细胞的损伤。

2. 其他细菌及病毒感染

近年来，根据相关研究及数据显示，长期服用抑酸药治疗的患者可能会感染除幽门螺杆菌以外的其他细菌、病毒，而这对萎缩性胃炎，尤其是胃体部位萎缩的发生是独立的危险因素。若有细菌和病毒的双重感染，则会显著增加胃体部位萎缩的危险性。多项研究发现 EB 病毒与胃癌的发生密切相关，也有研究发现 EB 病毒的 DNA 在慢性萎缩性胃炎患者中检出率增加，故 EB 病毒感染在萎缩性胃炎发病中的作用应引起重视。

3. 胆汁反流

目前认为胆汁反流是引起萎缩性胃炎发生的重要致病

因素。胆汁反流导致慢性萎缩性胃炎主要是通过损害胃黏膜屏障引起的，胃腔内的 H^+ 通过受损的黏膜屏障反弥散入胃黏膜内，激发胃黏膜炎症的发生，可见到胃内糜烂、出血等特征；同时也刺激组织胺分泌增加，而组胺又可使胃酸分泌增多，并且作用于血管 H_1、H_2 受体，引起血管的扩张，导致渗透性增强，胃黏膜的有效血流量减少，最终导致萎缩性胃炎的发生。有研究发现，胆汁中胆汁酸的浓度与胃黏膜的肠上皮化生之间呈正相关[7]。当前研究认为，胆汁反流原因常与幽门括约肌松弛、胃肠蠕动和压力梯度的变化、胆囊炎症、高龄、饮酒、吸烟等因素有关。

4.遗传、免疫因素

在一些国家和地区，尤其是非洲，幽门螺杆菌的感染率很高，但慢性萎缩性胃炎或胃癌的发病率却很低，这种现象提示慢性萎缩性胃炎的发生可能与遗传因素有关。目前研究发现，慢性萎缩性胃炎胃体萎缩者与自身免疫有关。在 20 世纪 70 年代，国外依据病变部位的不同，把慢性萎缩性胃炎分 A 型胃炎和 B 型胃炎，其中，A 型胃炎是自身免疫性胃炎，这类患者血清中普遍存在自身抗体，常见的是壁细胞抗体和内因子抗体，这种自身免疫性损伤发生在胃壁细胞，所以病变以胃体部较重，胃体的腺体被破坏而发生萎缩；同时内因子抗体是由胃壁细胞产生的一种糖蛋白，而内因子阻断抗体能阻断维生素 B_{12} 的吸收，导致恶性贫血的发生。所以 A 型胃炎的患者在临床上常以胃体部萎缩伴恶性贫血为主要表现。B 型胃炎是多灶萎缩性胃炎，并非免疫性胃炎，自身抗体检测呈阴性，其发病原因可能与十二指肠液反流或其他物理、化学性损伤因素有关，所以在临床上常以胃窦部的萎缩较明显，胃体部病变较轻。

5. 年龄因素

多项临床研究发现，慢性萎缩性胃炎的发病率和年龄呈正相关。原因可能有以下几个方面。

(1) 生理性腺体萎缩减少：随着年龄的增长和身体的衰老，胃腺体逐渐萎缩、减少，胃黏膜的血管出现变形扭曲、狭窄及小动脉玻璃样变，使胃黏膜的血液供应减少，导致胃黏膜营养不良，分泌和屏障的功能低下，加重萎缩，甚至出现萎缩伴肠化、异型增生的状态。

(2) 幽门括约肌松弛：随着年龄的增长，幽门括约肌也逐渐发生松弛，这会引起十二指肠液反流入胃，毁坏胃黏膜屏障，直接损伤胃黏膜，最终导致慢性萎缩性胃炎的发生。

(3) 合并其他慢性疾病：随着年龄的增长和机体功能的衰退，自身抵抗力减弱，极易受到外界病因的影响，且常合并有心功能不全、门静脉高压、肝硬化等慢性疾病，这些都会引起并加重胃黏膜的瘀血和缺氧，破坏胃黏膜屏障。在临床上，患有糖尿病、甲状腺疾病、慢性肾上腺皮质功能减退及干燥综合征等疾病同时伴有萎缩性胃炎的患者也很常见。

6. 理化因素

吸烟、饮酒、接触重金属等因素以及非甾体类抗炎药的长期使用都能损伤胃黏膜，久之易发展为慢性萎缩性胃炎。吸烟、饮酒会使胃癌发生的危险性增进，原因可能是由于烟酒中的有害物质直接导致胃黏膜的上皮细胞发生损伤，使得胃黏膜上皮细胞的增殖和凋亡发生失衡，最后逐步发生胃黏膜的萎缩甚至癌变。临床研究发现，铅作业的工作者不仅胃溃疡发病率很高，胃黏膜病理活检发现萎缩性胃炎的发病率也相对其他职业者增高，原因可能是铅、汞、铜等重金属类物质直接对胃黏膜造成损害，导致胃部病变的发生。长期服用非甾体类抗炎药物也是诱导慢性萎缩性胃炎发生的重要原因。原因可能是非甾体类抗炎药通过破坏胃黏膜表面的黏液层、抑制胃黏膜合成前列腺素，从而破坏胃黏膜屏障，易造成胃溃疡发生，若溃疡经久不愈反复发作，会有黏膜萎缩、肠化甚至癌变的风险。

7. 胃黏膜营养因子缺乏 [8]

研究发现，胃黏膜营养因子缺乏抑或胃黏膜的感觉神经终末器对这些因子不敏感，可引起胃黏膜腺体的萎缩。我们目前知晓的胃黏膜因子包括胃泌素、表皮生长因子、尿抑胃素等。由于内因子的缺乏，可引起人体内某些维生素的缺乏，比如叶酸、β- 胡萝卜素缺乏极有可能增加胃黏膜病变发生的危险性。叶酸参与维持 DNA 甲基化、DNA 的合成和损伤修复。相关研究发现，萎缩性胃炎和胃癌患者不仅存在叶酸水平降低的情况，而且有总基因组 DNA 和癌基因低甲基化的表现。又有研究通过临床观察中度、重度慢性萎缩性胃炎患者的黏膜病理和 DNA 甲基化水平发现，叶酸及维生素 B_{12}、β- 胡萝卜素等维生素可能通过提高胃黏膜细胞 DNA 甲基化的水平，从而调节某些基因的活性，进而具有逆转胃黏膜癌前病变的作用。

8. 精神因素[9]

国内外相关研究发现，慢性萎缩性胃炎的发生与精神压力大、过度的精神刺激等精神心理因素有着密切的关联性。可能的原因是恐慌焦虑、抑郁等精神的问题，造成大脑皮层神经细胞的兴奋与抑制过程之间平衡失调，而人体胃肠道的运动和分泌受"神经—内分泌系统"的双重调节，神经内分泌功能紊乱导致胃肠道运动功能紊乱而出现胃壁血管痉挛性收缩，形成胃黏膜缺血；胃肠道分泌功能的减弱而导致胃腺体分泌减少，最终导致慢性萎缩性胃炎的发生。

9. 饮食因素

研究发现，慢性萎缩性胃炎的发生与饮食习惯有很大的关系，比如长期进食含有亚硝胺盐的高盐、熏制类食品，可直接损伤胃黏膜，诱导黏膜的病变；浓茶、咖啡、辛辣刺激性、过冷或过热食物都可扰乱胃黏膜上皮细胞凋亡和增殖，引起胃黏膜血流量的改变，损伤胃黏膜的屏障功能，导致萎缩性胃炎的发生。

二、慢性萎缩性胃炎的临床表现

慢性萎缩性胃炎患者临床表现常无明显的特异性，在临床上可无明显征象，有症状者可表现为上腹部的隐痛、上腹部饱胀等消化不良的特点，或伴有进食减少、食欲不振、胃部嘈杂、恶心、嗳气等消化道症状，或伴有胃灼热、反酸、口苦等胆汁反流的症状，抑或伴有瘦弱、贫血、舌炎等消化道外的症状，部分患者可合并有焦虑、紧张、抑郁等神经精神系统的症状，但疾病的严重程度常常和这些症状的有无、轻重没有显著的关联性。

慢性萎缩性胃炎患者多无明显体征，有些患者可能存在上腹部轻度压痛或上腹部按之不适感。

第3章 慢性萎缩性胃炎的诊断

慢性萎缩性胃炎的确诊主要依靠胃镜检查和胃黏膜病理组织学检查，尤其是后者的诊断价值更大。

一、慢性萎缩性胃炎的胃镜下诊断

2010年《慢性萎缩性胃炎中医诊疗共识意见》[10] 提出：胃镜下慢性萎缩性胃炎的诊断可分为两种，包括单纯萎缩性胃炎和萎缩性胃炎伴增生。其中，单纯萎缩性胃炎者在胃镜下主要表现为胃黏膜色泽红白相间、以白为主，胃黏膜的皱襞变平甚至消失，黏膜血管显露，可伴黏膜的糜烂、黏膜内出血、胆汁反流等情况；萎缩性胃炎伴增生者在胃镜下主要表现为胃黏膜出现凹凸不平的颗粒状或结节状，也可伴有黏膜的糜烂、黏膜内出血、胆汁反流等情况。

高清内镜结合放大内镜可使胃黏膜的观察更为精细，能通过观察胃黏膜的细微结构，较早地发现一些微小的病灶，对慢性萎缩性胃炎的诊断和鉴别诊断具有一定价值。临床常采用窄带显像（NBI）、多带成像（FICE）、激光共聚焦显微内镜（CLE）等检查能提高诊断准确性。其中，放大胃镜结合 NBI 观察肠化区域时，可见来自上皮细胞边缘蓝色的反射光，称之为蓝亮嵴（LBC）；研究发现 LBC 对于肠化诊断的敏感性和特异性达 80% 和 96%。共聚焦激光显微内镜对胃黏膜的观察可达到细胞水平，能够实时辨认胃小凹、上皮细胞、杯状细胞等细微结构变化，这对慢性胃炎的诊断和病理组织学的确诊和分级（慢性炎性反应、活动性、萎缩和肠化生）具有较好的价值。同时，光学活检可选择性对可疑部位进行靶向活检，有助于提高活检取材的准确性。

二、慢性萎缩性胃炎的病理表现及分型

患者的临床症状和胃镜下的诊断均要依从于病理组织

学的诊断。因此，慢性萎缩性胃炎的病理取材和报告要求统一，这对指导临床治疗十分的重要。活检取材的块数和取材的部位需由内镜医师根据临床具体情况而定，一般活检取材块数为2～5块。如取材5块，则胃窦部取材2块，位置分别在距离幽门2～3cm处的胃大弯处和胃小弯处；胃体部取材的2块，位置分别在距离贲门部8cm处的约胃大弯中部处和距离胃角近侧4cm处的胃小弯处；胃角部取材1块，此处的标本应足够大，达到黏膜肌层。另外，内镜医师还需对可能或肯定存在的病灶另取标本。对不同部位的标本须分开装瓶，并及时向病理科提供所取材的部位、胃镜下所见和简要的病史。

2017年《中国慢性胃炎共识意见》提出：只要是胃黏膜的组织活检出现固有腺体萎缩，不管活检病理标本萎缩的块数及程度即可诊断。其中，慢性萎缩性胃炎的病理改变主要从幽门螺杆菌感染、活动性炎、慢性炎症、腺体的萎缩、肠上皮化生、异型增生几个方面描述。

1.病理诊断

(1) 幽门螺杆菌感染：在胃黏膜黏液层、表面上皮、小凹上皮和腺管上皮表面等处观察到有幽门螺杆菌。

(2) 活动性炎症：在慢性炎症的背景下有中性粒细胞的浸润，病变从黏膜的小凹层逐步浸润到中层，甚至可达到肌层。

(3) 慢性炎症：胃黏膜层出现较多的慢性炎性细胞，比如浆细胞、淋巴细胞等。

(4) 腺体萎缩：胃黏膜的固有腺体减少，出现胃壁细胞减少或消失的情况，主要分为以下两种类型，其一，是指胃固有腺体被肠上皮化生或假幽门化生腺体所替代的"化生性萎缩"；其二，是指胃固有腺体被纤维或纤维肌性组织所替代，或因炎性细胞浸润而引起的胃固有腺数量减少的"非化生性萎缩"。

(5) 肠上皮化生：胃黏膜的上皮细胞被肠型的杯状细胞、吸收细胞所替代，即胃黏膜中出现类似小肠或大肠黏膜的上皮细胞，主要分成两种类型，包括"完全型肠上皮化生"和"不完全型肠上皮化生"。其中，"完全型肠上皮化生"是指黏膜有杯状细胞、吸收上皮细胞和 Paneth 细胞，含蔗糖酶、海藻糖酶、亮氨酸基肽酶以及碱性磷酸酶，有刷状缘，与小肠上皮相似；不完全型肠化生的刷状缘不明显，微绒毛发育不全，细胞胞浆内有黏液分泌颗粒，含有蔗糖酶，但氨基肽酶和碱性磷酸酶的活性低，无海藻糖酶，又根据其黏液以及组化反应分为两型，即胃型和结肠型，前者分泌中性黏液，后者分泌硫酸黏液。当前研究普遍发现结肠型肠上皮化生的分化程度差，在良性胃病中检出率较低，认为结肠型肠上皮与胃癌的发生有着密切的联系。

研究发现，肠上皮化生合并萎缩性胃炎的患者较多，而且伴随着年龄的增长，肠上皮化生的比率也逐渐上升。肠上皮化生的部分与萎缩性胃炎腺体萎缩部位的分布也基本一致，其中以胃窦部的肠上皮化生出现率最高，其次是胃体、胃窦的移行部位，由于萎缩性胃炎伴肠上皮化生与胃癌的发生密切相关，故临床上应高度重视，对此类患者需长期随访、定时复查，以防癌变的发生。

(6) 异型增生：胃细胞结构出现异常、分化出现紊乱，极易进展为浸润性癌的一种癌前病变。2000 年《消化道上皮性肿瘤新国际分类》（维也纳分类）[11] 指出：将胃黏膜的癌前病变根据细胞的异型性和细胞结构的紊乱程度分成"低级别上皮内瘤变"和"高级别上皮内瘤变"两级，把难以确定是反应性增生还是异型增生者则定义为"不确定性上皮内瘤变"。其中轻度和中度异型增生相当于"低级别上皮内瘤变"，重度异型增生相当于"高级别上皮内瘤变"。而重度异型增生与"原位癌"在形态学上的诊断时无明显分辨的特征，所以"高级别上皮内瘤变"广义上涵盖了重度异型增生和原位癌[12, 13]。

胃原位癌是一种早期的胃癌，癌组织一般仅限于胃的黏膜层和黏膜下层，一般没有突破胃的基底膜、没有侵犯胃的肌层或者浆膜层，常常没有淋巴结的转移。目前公认的"高级别上皮内瘤变"或"原位癌"被明确定为应该切除的病变，所以明确并准确运用高级别上皮内瘤变或原位癌的诊断，对患者的临床治疗和预后有着极大的意义。早期通过胃镜下进行手术切除治疗，大部分患者愈后较好，当然手术后仍需定期复查胃镜，有不适及时就诊处理。

2.组织学分级标准

在临床上，以下五种病理组织学的变化需分级，分级的方法采用下述的标准，根据程度分成无、轻度、中度和重度4级（0、+、++、+++），与新悉尼系统的直观模拟评分法并用，病理检查应报告每块活检标本的组织学变化。

(1)幽门螺杆菌感染程度：根据感染幽门螺杆菌的程度进行分级。

① 无：在特殊染色片上，未见有幽门螺杆菌的存在。

② 轻度：偶见或小于标本全长的 1/3 发现少数幽门螺杆菌。

③ 中度：幽门螺杆菌的分布超过标本全长的 1/3 而未达 2/3 或连续性、薄而稀疏地存在于上皮表面。

④ 重度：幽门螺杆菌成堆地存在，基本分布于标本的全长。肠上皮化生的黏膜表面通常没有幽门螺杆菌的定植，宜在非肠上皮化生处寻找。

若炎症较明显而苏木精－伊红染色切片未见有幽门螺杆菌，需要做特殊染色仔细地寻找，推荐使用较简便的 Giemsa 染色方法，当然也可按照各病理室惯用的染色方法操作。

(2) 活动性炎症程度：根据慢性炎症背景上有中性粒细胞浸润的程度进行分级。

① 轻度：胃黏膜的固有层有少数中性粒细胞的浸润。

② 中度：中性粒细胞较多存在于胃的黏膜层，可见于表面上皮细胞、小凹上皮细胞或腺管上皮内。

③ 重度：中性粒细胞较密集，或除中度所见外还可见小凹脓肿。

(3) 慢性炎症程度：根据胃的黏膜层慢性炎性细胞的密集程度及浸润深度进行分级，同时在计算密度程度时需要避开淋巴滤泡及其周围的小淋巴细胞区。

① 正常：单个核细胞在每高倍视野下不超过 5 个。如个数虽略超过正常而内镜下无明显异常。

② 轻度：慢性炎性细胞较少并局限于胃黏膜的浅层，不超过黏膜层的 1/3。

③ 中度：慢性炎性细胞的分布较密集，但不超过胃黏膜层的 2/3。

④ 重度：慢性炎性细胞的分布较密集，占据胃黏膜的全层。

(4) 萎缩程度：根据胃黏膜固有腺体减少的程度进行分级。一切原因引起的胃黏膜损伤的病理过程都可造成胃腺体数量的减少，如取白溃疡边缘的活检，不一定就是慢性萎缩性胃炎。

① 轻度：胃黏膜固有腺体的数量减少不超过原有腺体的 1/3。

② 中度：胃黏膜固有腺体的数量减少介于原有腺体的 1/3～2/3。

③重度：胃黏膜固有腺体的数量减少超过 2/3，仅残留少数腺体，甚至完全消失。

(5) 肠上皮化生程度：根据胃黏膜肠上皮化生的程度进行分级。AB-PAS 染色对不明显肠化的诊断很有帮助。

①轻度：肠化区占胃腺体和表面上皮总面积＜ 1/3。

②中度：肠化区占胃腺体和表面上皮总面积的 1/3～2/3。

③重度：肠化区占胃腺体和表面上皮总面积＞ 2/3。

第4章 慢性萎缩性胃炎西医治疗及疗效评价

一、慢性萎缩性胃炎的西医治疗

1. 根除幽门螺杆菌治疗

当前根除幽门螺杆菌的方案主要以"四联方案"为主，最新的共识意见是 2017 年的《第五次全国幽门螺杆菌感染处理共识报告》[14]，主要提出 7 种处理方案，包括两种抗生素、质子泵抑制药和铋剂的组合。

(1) 抗生素药物组合：在不同情况下，抗生素的选择用药和组合也不同。

① 药物 1（剂量）+ 药物 2（剂量）：阿莫西林（每次 1g，每日 2 次）+ 克拉霉素（每次 0.5g，每日 2 次）。

② 药物 1（剂量）+ 药物 2（剂量）：阿莫西林（每次

1g，每日 2 次）+ 左氧氟沙星（每次 0.5g，每日 1 次；或每次 0.2g，每日 2 次）。

③ 药物 1（剂量）+ 药物 2（剂量）：阿莫西林（每次 1g，每日 2 次）+ 呋喃唑酮（每次 0.1g，每日 2 次）。

④ 药物 1（剂量）+ 药物 2（剂量）：四环素（每次 0.5g，每日 3 次；或每次 0.5g，每日 4 次）+ 甲硝唑（每次 0.4g，每日 3 次；或每次 0.4g，每日 4 次）。

⑤ 药物 1（剂量）+ 药物 2（剂量）：四环素（每次 0.5g，每日 3 次；或每次 0.5g，每日 4 次）+ 呋喃唑酮（每次 0.1g，每日 2 次）。

⑥ 药物 1（剂量）+ 药物 2（剂量）：阿莫西林（每次 1g，每日 2 次）+ 四环素（每次 0.5g，每日 3 次；或每次 0.5g，每日 4 次）。

⑦ 药物 1（剂量）+ 药物 2（剂量）：阿莫西林（每次 1g，每日 2 次）+ 甲硝唑（每次 0.4g，每日 3 次；或每次 0.4g，每日 4 次）。

在临床上，很多患者存在对青霉素过敏的情况，对这类患者推荐使用如下抗生素组合：①克拉霉素 + 甲硝唑；②克拉霉素 + 左氧氟沙星；③克拉霉素 + 呋喃唑酮；④四环素＋左氧氟沙星；⑤四环素＋甲硝唑；⑥四环素＋呋喃唑酮。

(2) 质子泵抑制药和铋剂：常用的质子泵抑制药包括奥美拉唑、雷贝拉唑、泮托拉唑等，常用的铋剂包括胶体果胶铋、枸橼酸铋钾等。

2. 促胃动力药的使用

在临床上，慢性萎缩性胃炎患者常因胃排空延迟，而出现上腹部胀满不适、嗳气、恶心、呕吐等胃动力差的表现，在治疗上可使用枸橼酸莫沙必利片、伊托必利片、多潘立酮片等促胃动力的药物，改善上述不适的症状。

枸橼酸莫沙必利片是选择性 $5-HT_4$ 受体的激动药，能够通过兴奋胃肠道的胆碱能中间神经元及其肌间神经丛的 $5-HT_4$ 受体，从而促进乙酰胆碱的释放，增强胃肠道的运动功能，并可以改善患者功能性消化不良的一些胃肠道症状，且并不影响胃酸的分泌。

伊托必利片具有多巴胺 D_2 受体拮抗和乙酰胆碱酯酶抑制的双重作用，通过刺激内源性乙酰胆碱的释放从而抑制其水解，进而增强胃和十二指肠蠕动，促进胃的排空，同时盐酸伊托必利还具有中度镇吐的作用。

多潘立酮片是外周性多巴胺受体的拮抗药，能够直接阻断胃肠道的多巴胺 D_2 受体而对胃肠的运动起促进作用的药物。通过促进胃肠张力的恢复，从而胃肠道蠕动，增加胃窦部和十二指肠运动、协调幽门部的收缩，同时可增强食管的蠕动和食管下端括约肌的张力，防止胃-食管反流，同时还有抑制恶心、呕吐的功效，可以有效地防止胆汁反流。

3. 胃黏膜保护剂的使用

在临床上，慢性萎缩性胃炎的患者常因胆汁反流而出现一些恶心、口苦等症状，在治疗上常应用促胃动力药配伍胃黏膜保护剂，从而保护胃黏膜屏障不被破坏，可以减轻胆汁反流对胃黏膜的损伤。常见的胃黏膜保护剂有硫糖铝、吉法酯、替普瑞酮等。

硫糖铝是一种蔗糖硫酸酯的碱式铝盐，能够有效地保护溃疡面，促进胃溃疡的愈合。硫糖铝保护胃黏膜的作用机制主要体现在 3 个方面：其一，能够在酸性环境下，解离出硫酸蔗糖复合离子，复合离子聚合成不溶性的带负电荷的胶体，并能与胃溃疡创面上带正电荷的蛋白质渗出物相结合，从而形成一层保护膜被覆盖于溃疡的表面，进而促进溃疡面的愈合；其二，具有吸附胃蛋白酶和胆汁酸作用，使得胃黏膜的屏障功能不被破坏；其三，通过促进内源性前列腺素的合成以及吸附表皮生长因子，使之在溃疡处密集，从而有利于胃黏膜的修复和再生。

吉法酯是一种合成异戊间二烯化合物，口服可以用于治疗慢性胃炎和胃溃疡。吉法酯能够调节胃肠功能和胃酸的分泌，从而加强新陈代谢、加强胃黏膜保护的作用。目前认为，其机制可能是通过直接作用于胃黏膜的上皮细胞，进而增强细胞抗溃疡因子的能力。

替普瑞酮是一种萜烯类化合物，具有促进组织修复、抗溃疡作用的胃黏膜保护剂。作用的机制可能有以下几个方面：其一，通过促进胃黏膜微粒体中糖脂质中间体的生物合成，从而加速胃黏膜和胃黏液层中重要的黏膜修复因子的合成，即高分子糖蛋白，进一步提高黏液中的磷脂质浓度，最终实现提高黏膜防御功能的作用；其二，能够通过改善胃黏膜增殖区细胞繁殖能力低下的状态，从而保持胃黏膜细胞增殖区的相对稳定性，进一步促进损伤胃黏膜的愈合；其三，通过改变胃黏膜磷脂的流动性而激活磷脂酶A_2，加快花生四烯酸的合成，促进内源性前列腺素的合成。

4. 抑酸药、抗酸药的使用

在临床上，慢性萎缩性胃炎的患者常会因胃酸、胃蛋白酶的分泌而出现反酸、胃灼热、上腹痛等症状，在治疗上常使用抑酸药、抗酸药来缓解上述的临床症状。常用的抑酸药主要分为两类，一类是质子泵抑制药，代表的药物有奥美拉唑、泮托拉唑等；另一类是 H_2 受体拮抗药，代表药物有雷尼替丁、法莫替丁等。常用的抗酸药也主要分为两类，一类是可吸收性的，代表药物有碳酸氢钠；另一类是非可吸收性的，代表药物有氢氧化铝。

奥美拉唑是质子泵抑制药的代表之一，是一种脂溶性弱碱性的药物，易浓集于酸性的环境中，并可特异性地作用于胃黏膜壁细胞顶端膜构成的分泌性微管和胞质内的管状泡上，即胃壁细胞质子泵（H^+-K^+-ATP 酶）所在的部位，继而转化为亚磺酰胺的活性形式，通过二硫键与质子泵的巯基发生不可逆行的结合，从而抑制 H^+-K^+-ATP 酶的活性，使胃壁细胞内的 H^+ 不能转运至胃腔中，最终使胃液中的胃酸分泌减少。对胃部反酸、灼热感及胃痛等症状具有明显的缓解作用，同时对十二指肠溃疡治愈方面也有很好的疗效且复发率低。

　　泮托拉唑作为质子泵抑制药的代表之一，其作用机制和奥美拉唑基本相似，泮托拉唑的特点是在弱酸的环境下比同类的药物更为稳定，被激活后仅与质子泵上活化部位的两个位点结合，与奥美拉唑相比，在分子水平上体现了与质子泵结合的高度选择性。同时，泮托拉唑还具有减少胃液的分泌、抑制胃蛋白酶分泌及活性的功效，止痛效果明显，对治疗急性胃黏膜病变、消化性溃疡及复合性溃疡等病变临床疗效显著。

　　雷尼替丁是一种强效的组胺 H_2 受体拮抗药，能够有效地抑制组胺、五肽胃泌素和氨甲酰胆碱的刺激，从而减少胃酸的分泌和胃蛋白酶的活性，且作用时间较为持久，主要用于胃酸分泌过多而引起的胃、十二指肠溃疡的治疗，也能缓解胃酸分泌过多而出现的反酸、胃灼热等症状。

　　法莫替丁作为一种高效、长效的胍基噻唑类的 H_2 受体拮抗药，作用机制与雷尼替丁基本相似，与雷尼替丁相比，具有与 H_2 受体高亲和力的特点，即其抑制 H_2 受体的强度更大，能够有效地抑制胃酸的分泌，适用于胃、十二指肠溃疡、反流性食管炎及上消化道出血等病证。

　　碳酸氢钠是一类弱碱性的抗酸药，易溶于水，在口服后，能够中和胃内的胃酸，从而降低胃内容物的酸度，解除胃酸对胃、十二指肠黏膜的侵蚀和对溃疡面的刺激，并降低胃蛋白酶活性，进而发挥缓解疼痛和促进胃黏膜愈合的作用。

氢氧化铝是一种典型且常用的抗酸药，一方面，氢氧化铝能够中和胃内胃酸，且抗酸作用缓慢而持久，能够缓解反酸、胃灼热等症状；另一方面，氢氧化铝在与胃酸作用时，产生的氯化铝有收敛作用，可有局部止血的功效；同时，氢氧化铝与胃液混合形成的凝胶被覆盖在溃疡的表面，从而形成一层胃的保护膜，起到机械性保护的作用。

5. 补充叶酸

慢性萎缩性胃炎尤其是 A 型胃炎的患者，常常伴有恶性贫血的情况，常需服用维生素 B_{12} 和叶酸。其中，补充叶酸在一定程度上不仅能够纠正贫血的状态，同时在改善胃黏膜腺体萎缩方面有着积极意义。

研究发现，叶酸在蛋白质合成、细胞的分裂和生长的过程中发挥着不可替代的作用，对正常红细胞的形成起促进作用。当叶酸缺乏时，可导致红细胞中的血红蛋白生成减少、细胞成熟受到阻碍，最终出现巨幼红细胞性贫血。相关研究发现，叶酸的主要成分是谷氨酸、蝶啶和对氨基苯甲酸，这些成分一方面通过参与合成胸腺嘧啶和嘌呤，进而合成 DNA 和蛋白质，加快胃黏膜上皮细胞的修复，另一方面通过抑制癌细胞基因的表达，从而改善胃黏膜腺体萎缩的状态，进一步降低胃黏膜上皮细胞的肠上皮化生和异型增生的发生。所以，叶酸对改善患者贫血和胃黏膜的萎缩有积极的意义。

6. 抗抑郁药、镇静药的使用

在临床上，慢性萎缩性胃炎的患者常因病情加重、症状反复发作以及心理负担等，出现焦虑、紧张、抑郁、失眠等精神问题的情况，可考虑对患者进行精神、心理治疗，从而减轻甚至消除患者的心理压力及临床症状，对改善患者病情有一定意义。若精神、心理方面治疗效果不明显，则考虑适当使用药物来对症治疗。常使用氟哌噻吨美利曲辛片等药物抗焦虑、抗抑郁治疗，使用氯硝西泮等药物改善患者失眠的情况，这些药物在一定程度上能缓解患者当前不适的症状。

氟哌噻吨美利曲辛片是一种由两种化合物组成的复方制剂。其中，氟哌噻吨是一种神经阻滞剂，在小剂量使用时具有抗焦虑、抗抑郁的作用；而美利曲辛是一种双相的抗抑郁剂，在小剂量使用时，具有兴奋性的作用。所以，氟哌噻吨美利曲辛片在缓解心因性抑郁、抑郁性神经官能症以及心身疾病伴焦虑、情感淡漠者有一定的疗效。

氯硝西泮是一种苯二氮䓬类的镇静药，作用较迅速，具有中枢抑制的作用，通过加速神经细胞的氯离子内流，使得细胞超极化，进而降低神经细胞的兴奋性，因而具有抗焦虑、催眠和中枢性肌肉松弛的功用。

7. 改变不良嗜好

对有吸烟、饮酒、喜饮浓茶、咖啡，嗜食高盐、熏烤腌制食物等不良生活习惯的患者，应尽早戒掉这些诱发慢性萎缩性胃炎发生的危险因素，养成合理、健康的膳食结构，吃新鲜的水果、蔬菜、蛋类、奶制品等，避免饮食物中一些危险因素对胃黏膜产生刺激和损伤。

临床研究发现，维生素 C 对自由基和亚硝酸盐有一定的清除作用，而新鲜的水果和蔬菜中富含维生素 C，所以进食新鲜的果蔬有利于减轻萎缩性胃炎胃黏膜病变的程度。相关研究发现，蛋类、奶制品等饮食物中富含大量蛋白质，而蛋白质胶体能够在人体胃黏膜的表面形成一层保护性屏障，能缓解胃酸或胆汁反流对胃黏膜的损害[15]。同时研究也发现，蛋类的蛋白质成分类似于人体蛋白质氨基酸的模式。因此提出，蛋类、奶制品的适当摄入在一定程度上可以减少胃黏膜病变的发生。

二、疗效评价 [16]

1. 病理分期评价

由于萎缩性胃炎治疗的目的主要是降低胃癌变的风险，因此在临床上常按照改良悉尼系统对萎缩和肠化的程度进行分级，采用可操作的与胃癌风险联系的胃炎评估（OLGA）、可操作的与胃癌风险联系的肠化生评估（OLGIM）分期对疗效进行评估，根据经治疗后病理程度的变化分为进展、稳定、改善，治疗后改善者病理分期降低、进展者病理分期加重（表4-1和表4-2）。

2. 临床症状疗效评价

慢性萎缩性胃炎患者临床上可有上腹部不适、嗳气、胃痛、胃灼热、反酸等类似消化不良的症状，经治疗后的临床症状疗效评价也主要是依据消化不良症状评分的改变加以评价（表4-3）。

表 4-1 OLGA 分期

部　位		胃　体			
		无萎缩	轻度萎缩	中度萎缩	重度萎缩
胃窦（包括胃角）	无萎缩	0 期	Ⅰ 期	Ⅱ 期	Ⅱ 期
	轻度萎缩	Ⅰ 期	Ⅰ 期	Ⅱ 期	Ⅲ 期
	中度萎缩	Ⅱ 期	Ⅱ 期	Ⅲ 期	Ⅳ 期
	重度萎缩	Ⅲ 期	Ⅲ 期	Ⅳ 期	Ⅳ 期

表 4-2 OLGIM 分期

部　位		胃　体			
		无肠化	轻度肠化	中度肠化	重度肠化
胃窦	无肠化	0 期	Ⅰ 期	Ⅱ 期	Ⅱ 期
	轻度肠化	Ⅰ 期	Ⅰ 期	Ⅱ 期	Ⅲ 期
	中度肠化	Ⅱ 期	Ⅱ 期	Ⅲ 期	Ⅳ 期
	重度肠化	Ⅲ 期	Ⅲ 期	Ⅳ 期	Ⅳ 期

表 4-3 临床症状的疗效评价

严重程度	发作程度	发作频率
1	无	无
2	轻度	每周＜ 2 次
3	中度	每周＞ 3 次，不是每天发作
4	重度	每天发作，间歇性
5	极重度	每天发作，几乎持续性

根据 Likert 评价，分为：①无；②轻度，如果不去关注，临床上几乎没有不适的症状；③中度，临床上症状持续存在，但不会影响日常生活等；④重度，影响每天的日常活动；⑤极重度，不管是否休息，都会非常严重地影响每天的日常活动。

对治疗前后所有观察到的临床总体症状计算其症状指数，即程度 × 频度。对于常见的消化不良的症状，如上腹胀满、上腹痛、上腹不适、胃灼热、反酸等症状，进行单个症状的计算。

第5章 我国慢性萎缩性胃炎的现状与展望

一、现状与存在的问题

1. 现状

在当今社会，随着科学技术的发展及人口老龄化时代的到来，慢性萎缩性胃炎的诊出率也在逐渐升高，人们对自身健康问题的日益重视、慢性萎缩性胃炎发病率的逐步升高及人口老龄化的问题这三者之间的矛盾越发凸显。根据近年来流行病学的调查研究显示，我国慢性萎缩性胃炎的发病率在 30 岁后在逐步升高，其中年龄段为 51—60 岁时达到高峰，且患病性别的比例为男性大于女性，原因可能与吸烟、饮酒等一些不良的生活习惯有关[17]。我国是胃癌的高发国家之一，慢性萎缩性胃炎又是进展成胃癌的关键步骤，因此我们对慢性萎缩性胃炎也愈发地重视。

西医学对胃的解剖结构、生理功能等方面认识全面详细，并随着西医学的不断深入研究，目前对慢性萎缩性胃炎的认识也较为较详尽。从病因来讲，认为慢性萎缩性胃炎的发生与幽门螺杆菌感染、胆汁反流、遗传免疫因素、年龄因素、理化因素、胃黏膜营养因子的缺乏、精神因素以及高盐、过热、辛辣刺激性饮食等有关，可能是多种因素长期、反复共同作用导致的结果。当前在诊断技术层面，西医对慢性萎缩性胃炎的诊断技术逐渐趋于成熟，胃镜的诊断和病理组织学的认识都较为前沿和先进，临床常采用窄带显像（NBI）、多带成像（FICE）、激光共聚焦显微内镜（CLE）等检查能提高诊断准确性，能够实时并较早辨认胃小凹、上皮细胞、杯状细胞等细微结构变化，发现微小的病灶，明确病理组织学及分级，对指导后续的治疗有着积极的意义。

2. 存在问题

当前存在的主要问题是没有发现治疗慢性萎缩性胃炎的特效药物，没有能够明确地控制甚至逆转胃黏膜腺体萎缩、肠上皮化生以及异型增生的办法。西医治疗慢性萎缩性胃炎的方法主要是依据病因进行针对性的治疗，且临床治疗的过程中仍存在一些问题。

一方面，在临床上有不少患者存在幽门螺杆菌反复感染、难以根除的情况，有研究通过对 743 例既往感染过幽门螺杆菌并已行杀菌治疗的患者进行 ^{13}C 呼气的随访，经统计分析发现，有 13 例患者在根除幽门螺杆菌治疗一年后复查结果为阳性，即幽门螺杆菌的再次感染率为 1.75%[18]。因此因个体差异和各方面的因素，彻底根除幽门螺杆菌仍存在很大的难度。且我国拥有广阔的领土和大量的感染幽门螺杆菌的人口，因此幽门螺杆菌也存在复杂的特征性表现的情况，治疗的难度在增大[19]。

另一方面，在临床治疗的过程中，发现一些西药的使用还是存在着一定的不良反应，如有少数患者在服用质子泵抑制药后会出现不同系统的不良反应，服用奥美拉唑可能会出现恶心、呕吐、腹胀、便秘、腹泻、腹痛等消化系统的症状，出现丙氨酸氨基转移酶、天门冬氨酸氨基转移酶和胆红素升高等肝功能异常，也可能出现头晕、头痛、嗜睡、失眠等神经精神系统的症状；个别患者在服用泮托拉唑后除了上述的消化系统、肝功能异常、神经精神问题外，大剂量使用时可能还会出现心律失常、肾功能改变、粒细胞降低等情况。同样，个别患者在服用一些促胃动力的药物、胃黏膜保护剂以及 H_2 受体拮抗药时，也可能会出现不同系统的不良反应，如腹泻、腹痛、便秘等消化系统的症状，或头痛、睡眠障碍等神经精神系统的症状，或白细胞减少等血液系统的症状，或出现血肌酐值升高等肾功能异常的情况，或出现皮疹、全身瘙痒等过敏的症状。患者在服用抗焦虑、抗抑郁的药时，可能会出现嗜睡、头晕、头痛、兴奋、乏力、言语不清、行为障碍、体重增加等不良反应，且长期用药可产生耐药性和依赖性。

当前研究发现，慢性萎缩性胃炎的癌变率为 0.5%～1%[20]，所以在全面认识慢性萎缩性胃炎的基础上，积极地探索治疗慢性萎缩性胃炎的新方法、新途径将成为我们研究的重点。

二、展望

当前很多研究发现，中医在辨证治疗慢性萎缩性胃炎方面有着很大的优势。通过中医药的辨证治疗，不仅能够使慢性萎缩性胃炎患者的临床症状得到一定的缓解和改善，而且在改善胃黏膜炎症、黏膜水肿以及黏膜糜烂等镜下表现方面、甚至在逆转胃腺体的萎缩、肠上皮化生等病理组织学改变方面也得到了肯定的疗效。在临床诊疗的过程中，中医药治疗慢性萎缩性胃炎未发现明显的毒副作用，且在改善患者体质上方面具有现代医学所不具备的独特优势与疗效。因此具有广阔的发展前景，为慢性萎缩性胃炎的进一步深入研究、更好地医治慢性萎缩性胃炎患者带来福音。

自国家"七五""八五"期间开始，已将慢性萎缩性胃炎列入国家医学攻关课题，很多的中医药学家对慢性萎缩性胃炎的研究和治疗已开展。我国较早开展研究的有北京中医药大学的董建华教授、田德禄教授的中医团队，倡导"从胃论治"，认为萎缩性胃炎的属于"胃痞"的范畴，明确了"瘀毒"在病情演变过程中的地位，研制了院内制剂"实痞通"；辽宁中医药大学的李玉奇教授团队，提出"从痈论治"，认为萎缩性胃炎属于"胃脘痈"，研制了"胃醒饮""逆转乐"等制剂；广州中医药大学邓铁涛、劳绍贤教授从"益气养阴活血"论治萎缩性胃炎；河北中医药大学的李恩富教授针对脾阴胃阴不足，研制生产了"摩罗丹"；浙江杭州胡庆余堂药业研制开发了"胃复春";研究较有成就的还有福建的杨春波教授、上海的蔡淦教授等等。这些早期对萎缩性胃炎的研究起到了引领、带动和促进作用,推动了该领域研究的兴起和发展。目前,中医药学者专家团队也做了大量的研究攻关,如西苑医院消化科团队通过对慢性萎缩性胃炎的临床研究发现,"摩罗丹"+"三七"在改善慢性萎缩性胃炎患者的临床症状、黏膜炎症表现及病理状态方面有着积极的意义。许多的学术团队也从病因病机、治则治法、遣方用药等角度形成了各自的学术观点和治疗特点,研发出多种经验方,有的已经被国家批准生产,推向医疗市场,使得慢性萎缩性胃炎及胃癌前病变的治疗变得多元化、精准化,取得了一定的疗效。

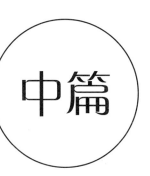

中篇

中医学对慢性萎缩性胃炎的认知

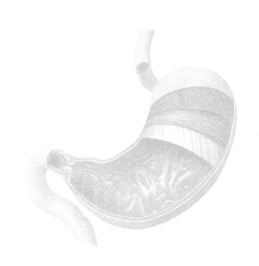

第6章 古代医学对脾胃的认知

一、脾胃的形态及位置

《难经·四十二难》曰："脾重二斤三两，扁广三寸，长五寸，有散膏半斤。"古代对"脾"这些数据的描述折合成现在计量，基本上与西医学中的脾脏相应，其中不少人猜想书中提到的"散膏"即对应西医学中的"胰脏"。《医学入门·脏腑》对脾的外形描述为"扁似马蹄"，《医贯·内经十二官论》中对脾的形态描述为"其色如马肝赤紫，其形如刀镰"，《医林改错·亲见改正脏腑图》则云："脾中有一管，体象玲珑，易出于水，故名珑管。脾之长短与胃相等，脾中间一管，即是珑管"。随着古代医家对"脾"解剖认识的不断深化，中医学中的"脾"的内涵逐渐丰富，可见其不仅仅对应现代西医学中的"脾脏"。

《灵枢·肠胃》曰："胃纡曲屈，伸之，长二尺六寸，大一尺五寸，径五寸，大容三斗五升。"《灵枢·平人绝谷》又进一步提出："其中之谷常留二斗，水一半五升而满"，这些都对胃的形态、容量以及重量较为详细的描述，此时人们对胃解剖结构的认识已与现代医学的解剖认识有所类似，这是很难能可贵的，因此我们需要深入学习和探讨古人的思维与智慧。

《素问·太阴阳明论》中提到："脾与胃以膜相连耳"，对脾的解剖位置进行了精简地描述，认为脾与胃之间是通过膜层相互连接的。而现代医学解剖也发现，脾脏位于胃的左上方，胰腺位于胃的左后方，其中脾脏和胃属于"腹膜内位器官"，胰腺属于"腹膜后位器官"，所以当代多数人认为古文中提到的"膜"是指西医学解剖中的"大网膜"。《黄帝内经》曰："心肺在上，在上者宜降；肝肾在下，在下者宜升；中焦脾胃居中，通连上下有升有降，故为诸脏气机升降之枢。"明确地指出脾胃位于人体中间的位置，上承心肺，下连肝肾，是脏腑气机升降有序的枢纽，这与现代西医学的解剖结构的认识极为相同，可见当时古人对脾和胃的解剖位置已有一定的认识[21]。

二、对脾胃生理功能的认知

古人将"胃"类比于"人体中生长庄稼的农田"。汉字中的"胃"由"田"和"月"两个字组成，而在古代汉字中，"田"指"承受五谷之土"，"月"是"肉"的意思，将"田"与"月"组合一起，即"胃"是人体中承受、容纳五谷的器官。

《素问·灵兰秘典论》曰："脾胃者，仓廪之官，五味出焉。"人以水谷为食，通过摄取饮食物来供给自身的营养。将脾胃接收、消化、吸收、转运并输出营养物质的功能比作"仓廪"，可见脾胃在人体出生后的生长、发育过程中起着不可替代的作用。中医学中亦有"脾为后天之本，气血生化之源"的说法，可见人体正常的生命活动所需皆有赖于后天脾胃摄入营养物质，从而转化生成人体的气血和能量。而要完成上述的功能，既需要脾与胃各自发挥正常的生理功能，又需要两者之间相互配合、相互协调，共同完成"仓廪之官"的功效。

1.脾的生理功能

脾的生理功能主要概括为脾主运化、主升清、主统血、主四肢，在体合肉，开窍于口，其华在唇，在志为思，在液为涎。

(1)脾主运化："运"即"运送"的意思，"化"则是"消化吸收"的含义。中医学上讲，脾主运化包含两层含义：一是运化水谷，二是运化水液。

① 运化水谷：《素问·经脉别论》中提到"饮入于胃，游溢精气，上输于脾，脾气散精"。饮食物经过胃的初步消化，游散水谷精微和津液，脾能吸取饮食物中的水谷精微、津液等营养物质，并将精微物质转运输送至全身，以营养五脏六腑、四肢百骸，维持正常的生命活动，同时水谷精微是人体气血化生的物质基础，即脾亦是气血生化之源。脾运化水谷的功能正常，能消化吸收精微、津液等营养物质，全身脏腑得到濡养从而保持正常的生理运转；若脾失健运，则易出现腹胀、食欲不振、便秘或便溏等消化不良的症状，久病还会出现机体气血不足及其他脏腑生理功能失调的表现。

② 运化水液：《素问·至真要大论》有"诸湿肿满，皆属于脾"。湿、肿、满皆为湿邪阻滞之证，那么湿邪为什么可以引起肿、满的症状呢？因为脾除了运化水谷之外还

具有运化水液的功能，即脾能够配合肺、肾、膀胱等脏腑吸收和转输水液，维持水液代谢的平衡。其中肺为"水之上源"，通过宣发作用将津液向上、向外布散，将浊液蒸化为汗液排出体外；通过肃降作用向下、向内布散津液，并将浊液下输膀胱。肾为"水之下源"，通过肾阳的气化对水液代谢起升清降浊的作用：一方面将肺肃降下达膀胱的浊液中清者复上升至肺，重新输布全身，将浊液之浊者化为尿液而排出体外；另一方面，肾中阳气为全身阳气之根，水液的气化皆赖于肾中阳气的温煦、蒸化得以运行。而脾位于中焦，在人体肺、肾调节水液的过程中起到关键性枢纽的作用，不仅将人体所需的水液通过肺上输布散至全身，还将代谢的水液转输至肾进行升清降浊，再通过膀胱排出体外。脾运化水液的功能健旺，则人体脏腑、机能得到足够水液的濡养，同时转运代谢的浊液，使停留在体内的水液不至于过多而产生水湿、痰饮等。若脾运化水湿的功能失常，则易出现身体沉重、四肢肿满、口淡不渴等症状。

(2) 脾主升清："升"即上升之意，"清"则指水谷精微等营养物质。脾主升清主要包含两层含义：一是指脾将运化生成的水谷精微等营养物质向上输送于心、肺，然后经过心肺的推动作用转化生成气和血，供给和营养全身脏腑；二是指脾向上升提气机的作用，以维持人体脏腑的正常的生理位置。若脾失升清，使得水谷精微向上布散至心肺的途径失调，则会出现头晕乏力、神疲倦怠、气短心悸等症状；若脾气下陷，则易出现人体内脏下垂，如胃下垂、子宫脱垂、脱肛等病证。

(3) 脾主统血："统"即统摄、控制之意。脾主统血是指脾统摄血液在脉道中正常运行，具有控制血液不溢出于脉外的功能。而控制血液不溢出脉外的关键就是脾气，中医学上讲，"气为血之帅""血随气而行"，气对血液的运行具有固摄和约束作用，所以脾主统血的重要机理就是脾气的固摄作用。脾气健运，统摄血液在既定的轨道中有序运行，不至于血溢脉外。所以在临床上，脾不统血主要表现在两个方面：一是脾气虚，运化无力，气血化生乏源，易出现进食少、少气懒言、面色萎黄、腹满易胀、腹泻便溏等症状；二则为多种出血的症状，如便血、尿血、皮肤黏膜出血、崩漏、月经不调等。

(4) 脾主四肢，在体合肉：《素问·太阴阳明论》有"四肢皆禀气于胃而不得至经，必因于脾乃得禀也"。人体四肢的肌肉、筋脉等皆需后天营养物质的滋养而发挥其功能，而这仅仅通过胃对饮食物的容纳和消化是远远不够的，还需脾来运行、转化、吸收和输送水谷精微，从而使气血得以化生，滋润和营养四肢。所以在临床上，脾运化健旺的人常常表现为四肢健壮、肌肉紧实、腠理致密；相反，脾功能比较虚弱的人则易表现为瘦弱无力、容易生病或肌肉松弛、身体虚胖等。

(5) 脾开窍于口，其华在唇："开窍于口"是指可从食欲和饮食的口味来判断脾的功能状态。脾运化健旺则食欲正常、口味感觉无异常；若脾的运化功能失常，则会出现食欲的减退、口味的异常。一方面可能为湿热之邪蕴脾，生湿化热，蕴结于脾，上蒸于口，则表现为口甜、口黏；另一方面可能为脾气虚弱，无力运化，甘味入脾上泛至口中，表现为口甜。"其华在唇"也能很好地反映脾的生理状态。由于唇部的黏膜较薄，所以唇部的色泽体现了全身气血是否充盈。而脾为气血生化之源，脾气旺盛，则气血生成和运化有常，表现为唇色的红润；反之，脾的功能虚弱，脾失健运则表现为唇色的苍白、无华。

(6) 脾在志为思："思"即思考、思虑之意，是人体思维、意识活动的一种状态。《素问》有"思发于脾而成于心"，可见古人认为思与脾、心的关系极为密切，人的思维和意识活动是依靠脾产生而呈现于心。《灵枢·平人绝谷篇》有"血脉合利，精神乃居"。我们可以看出，血脉运行的流利是神志、意识活动的重要基础，血液的生成和运行有序，才能承载人体的意识和思维活动。脾是气血化生的重要来源，脾的正常运作才能保证人体血液的需求和供应。所以在临床上，适度的思考、思虑不会对人体的生理活动有任何影响；反之，思虑、忧虑过多，则会阻碍脾的运化，耗伤脾气，使得消化吸收功能异常，甚至影响人体气机的运行，导致气机的郁结，正如《素问》中所述，"思则心有所存，神有所归，正气留而不行，故气结矣"。临床常会出现健忘、脘腹胀闷、食欲减弱、心悸失眠等症状。

(7) 脾在液为涎："涎"是指人体唾液中较为清稀的部分，中医学认为，"涎"是由脾气向上布散津液于口而生成。现代来看，"涎"不仅可以起到滋润、濡养和保护口腔的作用，还能在人体摄入饮食物时分泌旺盛，帮助和促进饮食物的初步消化。所以脾精脾气充足，则化生适量的涎液，并使其上行于口部但不溢出口外。若脾气虚弱，固摄能力不足，气不摄津，会出现口中涎液异常增多甚至流出口外的症状；同样，若脾精亏虚，化生涎液不足，使口中分泌的涎液减少，则会出现口干、口渴、舌面干燥的症状。

2. 胃的生理功能

胃的生理功能主要概括为胃主受纳、腐熟水谷，主通降，以降为顺。

(1) 胃主受纳、腐熟水谷："受纳"是指接受和容纳之意。《类经·脏象类》有"胃司受纳，故为五谷之府"。人体所进行的各种生理活动和新陈代谢，均需要从饮食中摄取和吸收营养物质来维持，而胃又称为"水谷之海"，从口中摄入的饮食物最先经胃的接收和容纳，也是人体整个消化过程的基础。所以若胃的受纳功能失调，常常出现胃部胀满、闷痛，不欲饮食，甚则食入即吐等症状。

"腐熟"，是指饮食物进入胃之后，经过胃的初步消化形成食糜的过程。《难经·三十一难》有"中焦者，在胃中脘，不上不下，主腐熟水谷"。中医学认为胃为"阳土"，位于人体中间的部位，其中"阳"有温煦、蒸腾气化之意，"土"有承载、生化、受纳之意。由此可见，从口中摄入的食物先经胃的承载、容纳在胃中存留，然后经胃中阳气的温煦、蒸腾气化作用进行发酵、分解、消化，从而完成胃腐熟的功效。我们人体正常的生理活动所需的能量均来源于胃所腐熟的水谷，若胃腐熟功能失常，则会出现食欲差、食滞胃痛、口臭、吞腐嗳酸、大便酸臭等症状。

(2) 胃主通降，以降为顺：《医学入门》云："凡胃中腐熟水谷，其滓秽自胃下口传入小肠上口。"可见由外摄入的饮食物在人体内消化、吸收、代谢和转运营养物质的过程是较为复杂的，首先进入口中的食物经过胃的初步消化形成食糜，然后通过胃气下行的作用，将未被消化的食糜下传至小肠进行重新吸收利用。在这个过程中，"胃气"起着极为重要的作用，中医学认为"有胃气则生，无胃气则死"，可见"胃气"的有无、盛衰直接关乎人体正常的生命活动和代谢水平。当然，"气"都是有方向的，"胃气"也不例外，根据胃的解剖位置和生理功能，我们也不难判断胃气的运行是向下的，这样才能推动食糜向小肠移动，并经小肠对食糜进行重新吸收、分拣、转运营养物质和代谢废物，维持人体正常的生命活动。所以在临床上，如果胃失和降，不仅会影响进食，出现食欲差、脘腹胀满，还会有气机上逆的表现，如恶心呕吐、嗳气、呃逆等等。

（3）脾胃关系：脾胃以膜相连，通过足太阴经与足阳明经的相互属络而构成表里关系。二者在饮食物的正常受纳、消化、吸收和精微营养物质的输布过程中发挥主要作用。脾与胃之间的关系体现在纳运相成、升降相因、燥湿相济3个方面。

① 纳运相成：《景岳全书》有"胃司受纳，脾司运化，一运一纳，化生精气"。胃具有接收和容纳水谷的功能，脾具有运化、转送水谷精微、津液等营养物质的功能，胃的受纳和脾的运化作用相辅相成，相互配合，共同完成饮食物的消化和吸收。若胃的受纳失常或脾的运化不利，则易出现嗳气、脘腹胀满、恶心呕吐、食欲不振、大便性状的改变，如便秘或便溏等，中医上称为"脾胃不和"。

② 升降相因：《素问·阴阳应象大论》有"清气在下，则生飧泄，浊气在上，则生䐜胀"。脾气主升清，气机以升为顺；胃气主通降，气机以降为和。脾气升清，能将水谷精向上输散于头面及心肺；胃气通降，能将水谷通降至小肠，并通过小肠的泌别清浊功能，排出浊气与糟粕。脾胃之气，一升一降，相辅相成，从而使进入口中的饮食物得

以正常的消化和吸收，供给人体所需的营养和能量。若脾气升清功能失常，则运化不利，会出现大便泄泻清稀，肠鸣腹痛，大便中常伴不消化的食物残渣等临床表现。胃气通降功能失常，导致胃气不降反逆，则会出现嗳气、呃逆、恶心呕吐等临床表现。

③燥湿相济：《临证指南医案》有"太阴湿土，得阳始运，阳明燥土，得阴自安。以脾喜刚燥，胃喜柔润故也"。脾为太阴湿土之脏，得到阳气的温煦作用则脾的运化功能开始运作，能够运化水谷和水湿；而胃为阳明燥土之腑，得到阴柔之滋润作用则胃的通降正常，能够受纳和腐熟饮食物。脾喜燥而恶湿，胃喜润而恶燥，两者互根互用。脾为太阴湿土之脏，极易生湿，得胃阳以制之，使脾不至于生湿；胃为阳明燥土之腑，极易生燥，得脾阴以制之，使胃不至于化燥，阴阳相济，燥湿相合，保障了脾胃正常的生理运转。若脾受湿邪所困，运化失常，则易出现脘腹满闷、不欲饮食或纳食不香、身体沉重、肠鸣腹泻等症状；若胃阴、津液受损，胃失濡养，虚热内生，则易出现胃脘隐隐灼痛，饥饿却不欲饮食、咽干口燥、干呕、大便干结等症状。

3.脾胃与他脏关联

"天人合一"的思想是中国古代传统哲学重要的思维方法。古人在研究中医原理时同样也采用了这一思维方式，认为自然界的运动规律是一个圆，存在着相生相克的现象，同样这也适用于人体五脏之间的关联性，下面就从人体圆运动、五行相生相克的角度来看脾胃与其他脏腑之间存在着哪些联系。

(1) 脾胃与心：《医碥·五脏生克说》有"脾之所以能运行水谷者，气也。气虚则凝滞而不行，得心火以温之，乃健运而不息，是为心火生脾土"。可见脾胃之气能够运化水谷需依赖于心火的温煦和推动。在中医学的五行中，心属"火"，脾胃属"土"，而"火又生土"，正如自然界中阳光普照，地面逐渐变得温暖的现象，所以心与脾胃之间为相生的母子关系。任何病理状态的出现都是由于太过或不及，主要表现在两方面。一方面，五行心火过旺会影响脾胃阳气，若影响脾阳，脾阳化火，会出现口唇干燥、红肿、长疮，口干，四肢长疮疹等情况，若心火旺盛引起胃阳化火、胃腑燥热，临床则会出现进食多、易饥饿、长口疮、大便干燥等情况，火热灼伤胃阴引起胃中津液不足者，则会有饥饿但不想进食的表现；另一方面，可能是由于各种原因导致的心气血不足，难以滋润、濡养脾胃之气，使得脾胃运化失职，又加重机体气血不足的病理状态，所以临床上常表现为食欲差、腹胀、神疲乏力伴心悸头晕、失眠多梦等。

(2) 脾胃与肝：《金匮要略》有"见肝之病，知肝传脾，当先实脾"。可见如果出现肝的疾病，很容易引发脾胃的问题，应当注意顾护脾胃。在中医学的五行中，肝属"木"，脾胃属"土"，而"木又疏土、克土"，正如自然界中树木通过根植在土壤中，既能保持土壤的疏松又能约束土壤使其不流失，所以肝与脾胃之间为相克的关系。同样，在病理状态下，肝木疏脾土也存在着太过和不及两种现象：一种是肝气过旺，疏泄、克制脾太过，引起脾的运化失调，"脾土"过于松散，表现为腹泻、肠鸣、腹痛伴情绪急躁、胸胁胀满等，若肝气亢盛，横逆犯胃气，引起胃气不降，则易表现为恶心呕吐、不欲饮食等；另一种是肝气血不足或肝气郁滞，难以通调畅达脾土，使得脾胃之气壅滞，气机升降失调，表现为不欲饮食、胃满腹胀、便秘等。

(3) 脾胃与肺：《薛生白医案》有"脾为元气之本，赖谷气以生，肺为气化之源，而寄养于脾也"。可见在人体出生后，生命活动的原动力需要以脾胃为基础，通过脾胃运化饮食物形成精微营养物质加以利用，而肺又是人体生命活动原动力的枢纽，亦需要精微营养物质的滋养，所以相当于依靠脾胃而保持正常的生理状态。在中医学的五行中，脾胃属"土"，肺属"金"，而"土又生金"，正如自然界中金属、矿石类物质是在土壤里发现的，所以脾胃与肺之间是相生的母子关系。在临床上，无论是肺气虚损还是实邪伤肺而引起的肺部疾病，均会"子盗母气"，耗伤脾气，脾不生津，又加重肺气的不足，常表现为乏力、咳嗽伴食欲不振、便溏、消瘦等。

(4) 脾胃与肾：《医门棒喝》有"脾胃之能生化者，实由肾中元阳之鼓舞，而元阳以固密为贵，其所以能固密者，又赖脾胃生化阴精以涵育耳"。可见脾胃能够运化饮食物需要肾中阳气的推动，而肾阳又需依赖于脾胃运化生成的阴液、津液进行制约和约束。在中医学的五行中，脾胃属"土"，肾属"水"，而"土又克水"，正如自然界中的土壤能够制约和束缚流水的运行，所以脾胃与肾之间是相克的关系。《小儿药证直决》有"肾主虚，无实也"。肾主要表现为虚证，所以在临床上，肾气、肾阳虚弱，温煦、蒸腾气化水液的功能失常，导致肾水上犯，反克脾土，耗伤脾阳、脾气，运化失调，表现为水肿、腰膝酸软伴口淡不渴、不欲饮食、四肢发冷、脘腹怕冷、大便溏稀等。

第7章 脾胃病理论的 形成与发展

一、《黄帝内经》成书阶段

《黄帝内经》是一部从整体观上来论述医学的典籍，是古人通过对人体的长期观察及临床实践总结形成的著作。其中对脾胃病的预防和治疗，有了初步的理论和指导原则。

1. 饮食与养生认识

《素问·痹论》有"饮食自倍，胃肠乃伤"，《素问·五常政大论》有"谷肉果蔬，食尽养之，无使过之，伤其正也"。由此我们了解到，无论五谷杂粮、肉食还是蔬菜水果，我们适量进食才能发挥其营养价值，若饮食不节制、进食过量会直接损伤脾胃，易引起疾病。

《灵枢·师传》有"饮食者，热无灼灼，寒无沧沧"，可见，我们进入口中的食物不能像开水一样灼烫，也不能像寒水一样冰凉，饮食物应当寒热适中，这样才能顾护脾胃，起到预防脾胃病发生的作用。

《灵枢·五味》有"脾病禁酸"，古人提到脾病需禁食酸性的食物，这与"酸"味入肝，恐"木气克土"及肝气乘脾犯胃有关，为我们后续治疗脾胃病的饮食方面提供了警醒作用。《素问·热论》有"病热少愈，食肉则复，多食则遗，此其禁也"。从疾病愈后的角度告诫我们，在热性疾病恢复的后期，如果进食油腻、腥味重的食物，会引起病邪的留滞，诱导疾病的复发，这也从侧面提出疾病的后期少食、清淡饮食有利于脾胃之气的恢复。

2.对脾胃病治疗的影响

《素问·太阴阳明论》有"阳道实，阴道虚"，"中满者，泻之于内"，"气虚宜掣引之"，我们可以了解到，阳明之胃病易从阳而化热、化燥而实，所以多表现为实证，即胃脘胀满、吞腐嗳酸、便秘等；而太阴之脾病则易引起水谷精微不能化生，脾不升清，脾气易虚，所以多表现为虚证，即乏力懒言、口淡不渴、腹泻便溏等。"胃病多实，脾病多虚"，在治疗上，强调胃病侧重泻实，脾病侧重补虚。这为后世医家辨治脾胃病提供了病因病机的参考依据。

《黄帝内经》有"百病生于气""正气存内，邪不可干"，强调了疾病的发生先是由气机的紊乱引起的，所以在治疗过程中也首先以"治气"为关键，自身的正气充足，邪气就不易侵犯机体。《黄帝内经》曰："有胃气则生，无胃气则死。"认为胃气的充足是人体生命健康的重要体现，胃气充足，气血调和，五脏得到濡养，使得人体精力充沛，病邪难以入侵。我们可以看出，《黄帝内经》首次提出了"治气"的重要性，并将"气"融入"脾胃"之中，是"脾胃之气"学说的开端，对后世医学的影响深远。

二、《伤寒论》《金匮要略》成书阶段

东汉时期著名医家张仲景编著了《伤寒杂病论》，他所确立的"六经辨证"的治疗原则，受到后世历代医学家的学习和推崇。后人通过对书籍进行整理校勘分编为《伤寒论》和《金匮要略》两部。张仲景非常重视脾胃病，从人体发病的病因病机、六经辨证等方面，体现了脾胃与六经病之间的联系，并对脾胃病的治疗、方药运用及预防调护进行了

系统的论述和总结。

1. 疾病发生的病因病机

《伤寒论》有"脾胃为中州，升腾心肺之阳，提防肝肾之阴"。张仲景认为脾胃位居人体居中的位置，上能协助蒸腾推动心肺的阳气，下能阻遏肝肾之阴水泛而逆，认为脾胃病是六经发病的内在原因。

(1) 脾胃与太阳病："太阳膀胱经，乃六经之首，主皮肤而统营卫，所以为受病之始"，"胃者卫之源，脾乃营之本"，可见外邪侵犯人体，最先伤及外侧的皮毛、腠理，而人体的营卫之气首先去抵御外邪，如果人体自身营卫的正气不足则会患上疾病。其中，营气是人体血脉中具有营养和滋润作用的物质，卫气是行于血脉之外具有保护人体抵御外邪的物质，而营气和卫气皆是由脾胃化生水谷而来。所以如果脾胃功能虚弱，化生营气、卫气亏少，难以抵抗外界邪气，就会引起太阳病的发生。

(2) 脾胃与阳明病："阳明之为病，胃家实是也"，这既反映了阳明病的病因病机，又反映了阳明病的临床特点。"胃家"是指胃和肠，"实"是指邪气实，可见阳明病的发生多是由于胃肠有实邪阻滞引起。胃为阳明燥土，极易化热生燥，而大肠为传导、排出糟粕之官，若有实邪阻滞，也易伤津化燥。所以临床上阳明病多表现为口渴、身热汗出、大便干燥或排便困难等，这为后续针对病因病机辨治脾胃病提供了理论依据。

(3) 脾胃与少阳病："血弱气尽，腠理开，邪气因入，与正气相搏，结于胁下。正邪分争，往来寒热，休作有时，默默不欲饮食"，可见人体的气血虚弱，正气不足，导致外邪直入，邪气和机体的正气相争，两者势均力敌时，使病邪处于人体半表半里、寒热交争的状态，邪气积聚于胁肋而发为少阳病。所以少阳病发病的前提是由于脾胃虚弱，运化水谷的能力不足，生成的气血亏少，与外界邪气斗争时处于难解难分的状态。

(4) 脾胃与三阴病："太阴之为病，腹满而吐，食不下，自利益甚，时腹自痛"，太阴为三阴之表，外邪侵犯三阴，多会先犯及太阴。脾为太阴湿土，若脾阳温煦不足，极易生虚生寒。所以临床上因脾阳受损、寒湿内停常表现为腹部的胀满不适，饮停水湿上犯则易出现呕吐，脾阳不足难以运化水谷表现为不欲饮食，阳气难以温化体内寒湿，湿邪下注则出现腹泻、便溏，寒性收引拘束，使得腹部拘挛收束而出现腹部的疼痛，可见太阴病的发生与脾阳不足、虚寒内生息息相关，也为后续针对病因病机辨治脾胃病提供了理论依据。

"少阴之为病，脉微细，但欲寐也"，可见人体的肾阳不足，外邪侵犯直中少阴，表现为太阴病，临床会出现脉象细而微弱，没有精神，总想睡觉等。后天肾阳气虚弱无力支撑血脉的充盈和机体的兴奋，是由于失于濡养所致，而脾胃作为后天之本，通过运化水谷精微来充养肾阳，可见太阴病的发生与脾胃有着不可分割的关系。

"厥阴之为病，消渴，气上撞心，心中疼热，饥而不欲食，食则吐蛔，下之利不止"，说明厥阴病常表现为饮水不解渴，自觉气上顶冲心，胸中灼热，饥饿却不想吃饭，进食易呕吐，泻下易出现泄泻不止。可见厥阴病的发生是由于病邪导致人体气机运行紊乱、阴阳交接错乱的状态，而脾胃是气机升降的枢纽，脾升胃降的气机失调，导致胃气上逆而呕吐，脾气下陷而泄泻。

由此我们看出，外邪侵袭三阴，导致三阴病发生的主要病因都与脾胃虚弱有关。脾胃阳气不足，阴寒之邪直中太阴，阴盛阳弱，出现阳虚寒盛的太阴病；脾胃虚弱，运化水谷精微失调，难以濡养肾阳，肾阳不足，出现脾肾阳虚的少阴病；脾胃气机失调，阴阳之气不相顺接，出现阴阳逆乱的厥阴病。

2. 脾胃病治疗原则与理法方药

(1) 治疗以"胃实脾虚、寒热并调"为原则

① 阳明病 – 有热无结 – 清热调和法：阳明病中有热无结证，临床常见身热、口渴、心烦、大汗出、舌苔干燥、乏力等，"白虎汤""白虎加人参汤"为治疗此证的经典代表方剂。前方是由"石膏、知母、粳米、甘草"组成，后者在前方基础上加一味"人参"。"白虎汤"中的"石膏"性味甘寒，既能清泻胃热，又可透热除烦，配伍苦寒泻热之"知母"，共起消胃中实火之效。火易伤津耗气，而"知母"甘润之性可滋养胃阴，"甘草、粳米"既能益气和胃又可制约"石膏、知母"之凉，诸药配伍，共起清热透邪、益胃生津之效。若人体虚耗更明显者，加"人参"以益气生津。

② 阳明病 – 有热有结 – 通腑泻热法：阳明中有热有结证，临床常见大便干结难排，腹胀腹痛，高热，神志不清，胡言乱语等。"大承气汤""小承气汤""调胃承气汤"为治疗此证的代表方剂，三种承气汤的共同作用都是通腑、泻

下热结。其中"大承气汤"是泻下热结的峻猛药剂，主要适用于因病情较急、热亢燥结出现的腹痛明显、躁狂发热的情况，方中"生大黄"攻坚破结、清泻热毒，"芒硝"滋润肠道、软化粪便，并与"大黄"同起清热之效，"枳实、厚朴"则行气除满、破气消积，辅助胃气的通降；"小承气汤"是泻下热结的轻剂，主要适用于阳明热结症状较轻者，是在"大承气汤"基础上去掉"芒硝"、减"厚朴、枳实"的用量，可见其泻热软坚及行气之力不及大承气汤；"调胃承气汤"是泻下热结的缓剂，主要适用于阳明热结病情比较缓和的状态，方中"大黄"泻热通便、荡涤肠胃，"芒硝"泻下除热、软坚润燥，"炙甘草"则既能调和"大黄、芒硝"之峻猛，又可顾护补益脾胃，诸药调和，效如桴鼓。

③太阴病－里虚兼寒－温中补虚法：太阴病的发生与脾阳不足、虚寒内生密切相关，临床常见腹部怕凉，喜温喜按，得温痛减，四肢不温，食欲差，口淡不渴，腹泻、便溏等。"四逆辈"类方及"理中汤""小建中汤"为此病的代表方剂，三者都起温中散寒、健脾益气之功效。

其中"四逆辈"类方包括通脉四逆汤、四逆人参汤、干姜附子汤等，这些方中都有"附子、干姜、炙甘草"，附子性热，有补火助阳、散寒止痛之效，干姜性温，有温脾散寒之功，炙甘草甘缓，既能缓和附子、干姜之热，又有健脾益气之效；"理中丸"由"干姜、人参、白术、炙甘草"组成，方中"干姜"温运脾胃，散寒祛邪，"人参"补气健脾，辅助干姜振奋脾阳，"白术"既益气健脾又能燥湿，促进脾阳健运，"炙甘草"补脾和中、调和诸药，此丸药用蜜调服，取甘缓调补脾胃之意；"小建中汤"由"饴糖、桂枝、芍药（白芍）、炙甘草、大枣、生姜"组成，方中"饴糖"用量较大，其性味质润、甘温，有温补中焦、缓急止痛之效，"桂枝"性温，能温通阳气、驱散寒邪，"白芍"性甘酸，有养血缓急止痛之效，"生姜"温胃散寒，"大枣、炙甘草"补脾益气、调和诸药。

(2) 治病以"脾胃健运"为本，重视顾护脾胃：张仲景在治疗疾病的过程中，始终将脾胃置于独特的优势地位，坚持治病以"脾胃健运"为根本，顾护后天滋养人体脾胃之气，使得机体正气充足，祛邪外出。《金匮要略》曰："胸痹，胸中气塞，短气，茯苓杏仁甘草汤主之，橘枳姜汤亦主之。"在治疗胸中堵塞、气短气促、心下硬满的胸痹病时，不忘乎顾及脾胃，其中"茯苓、甘草"能健脾益气，"陈皮、枳实"可共调脾胃之气,"生姜"亦能温胃化寒,协助治疗胸痹气短的心系病证。《金匮要略》曰:"见肝之病,知肝传脾,当先实脾,四季脾旺不受邪",仲景认为,当患者患有肝病时,要警惕脾胃病的发生,所以需要调补脾胃,脾胃功能健旺则化生气血有源,增强人体的正气,抵御病邪入侵,同时又可滋养肝血,帮助疾病的恢复。《金匮要略》有"火逆上气,咽喉不利,止逆下气者,麦门冬汤主之",在治疗口吐涎沫、气短气喘、咽干口燥的虚热性肺痿病时,也同样兼顾补益脾胃,恐火邪伤津耗气,遂用"人参、粳米、大枣、甘草"补气健脾,"麦冬"滋养胃阴,体现了"培土生金"之效。《金匮要略》有"虚劳腰痛,少腹拘急,小便不利者,八味肾气丸主之",在治疗小腹冷痛、小便不利的肾虚腰痛时,也重用"山药、茯苓"健脾益气之品,实现先天、后天共调之效。

张仲景在煎煮方法和服用药物方面,同样注意保护胃气,很好地把握住"度"。如《金匮要略》的十枣汤、葶苈大枣泻肺汤及皂荚丸等在煎煮时配伍大枣以健脾益气和胃,防治药物峻猛伤及脾胃;己椒苈黄丸、茵陈五苓散服用时先少量,再逐渐加量,观察脾胃的状态和反应,防治药量过大伤及脾胃；苓桂术甘汤采用温服的方法，振奋脾阳，从而助长药力；硝石矾石散、大建中汤在服药后喝粥以顾护脾胃。

三、金元时期脾胃学发展迅速

金元时期中医学发展迅速、百家争鸣，各医家都有自己的观点和理论研究，这丰富并完善了脾胃病理论。张元素、李东垣为这一时期具有代表性的著名医家。

张元素为李东垣的老师，是"易水学派"的创始人，著有《医学启源》《脏腑标本寒热虚实用药式》等；李东垣被称为"补土派"的鼻祖，提出了"内伤脾胃，百病丛生"的著名理论，著有《脾胃论》《内外伤辨惑论》等。两位前辈在脾胃病的认识和治疗方面有着相似又独特的见解。

1. 张元素脾胃学说

(1) 强调脾胃的重要性，治病以养胃气为本。《医学启源·五脏六腑》曰："脾者，土也，谏议之官，主意与智，消磨五谷，寄在胸中，养于四旁……胃者，脾之腑也，又名水谷之海，与脾为表里，胃者人之根本，胃气壮，则五脏六腑皆壮。"张元素认为脾与人的思维意志、消化五谷息息相关，而胃亦协助脾共同运化水谷，胃气的充足，则人体脏腑皆能得到濡养。《医学起源·用药备旨》有"五脏更相平也，一脏不平，所胜平之，此之谓也。故云'安谷则昌，绝谷则亡，水去则荣散，谷消则卫亡，荣散卫亡，神无所居'。"张元素提出五脏若没有得到充养，所胜之脏就会克犯此脏，而脾胃后天化生的水谷精微是涵养人体五脏、精神及正常生命活动的物质。再次强调了脾胃对人体正常生理功能的重要性，倡导治病以养胃气为本的学术思想。

(2) 创建"药物性味归经理论"，脾胃寒热虚实同调，以运健为先。《医学起源·用药备旨》载："脾胃，味甘补，苦泻；气温热补，寒凉泻""脾欲缓，急食甘以缓之，甘草；以甘补之，人参；以苦泻之，黄连""脾苦湿，急食苦以燥之，白术"。张元素将药物的四气五味、归经与脾胃的生理特性相结合，通过药物气味的厚薄、升降沉浮的特性达到调补脾胃的作用。同时对脾胃病的治疗，还提出"土实泻之、土虚补之、本湿除之、标湿渗之、胃实泻之、胃虚补之、本热寒之、标热解之"等调节寒热虚实的治疗原则，依据脾胃的生理特性，采用治脾"宜守、宜补、宜升"，治胃

"宜和、宜攻、宜降"的方法，效如桴鼓。

张元素治疗脾胃病典型的代表方剂是"枳术丸"，方中重用"白术"，起健脾益气燥湿之效，"枳实"有行气消积、化痰除痞之功，配伍芬芳升清之"荷叶"，共起健脾消食除满的作用。可见，张元素对脾胃病的治疗是以"健运脾胃"为先，"祛实除邪"为辅，即所谓"养正积自除"的治疗观点。

2. 李东垣脾胃学说

(1) 内伤脾胃病因 [22]：《脾胃论·脾胃胜衰论》有"夫饮食不节则胃病，胃病则气短精神少而生大热，有时而显火上行，独燎其面，胃既病，则脾无所禀受，脾为死阴，不主时也，故亦从而病焉"，"形体劳役则脾病，脾病则怠惰嗜卧，四肢不收，大便泄，脾既病，则其胃不能独行津液，故亦从而病焉"。《脾胃论·脾胃虚实传变论》有"故夫饮食失节，寒温不适，脾胃乃伤。此因喜怒忧恐，损耗元气，资助心火。火与元气不两立，火胜则乘其土位，此所以病也"。可见李东垣认为内伤脾胃主要由饮食不适、劳倦过度、情志不畅三种常见原因导致，其中饮食不节制直接伤及胃，胃气耗伤，内生灼热，火热上行现于皮肤，胃病及脾，导致脾胃病的发生；过度劳倦耗伤脾气，出现肢体乏力、便溏等，脾病及胃，导致脾胃病的发生；情志不畅，耗伤正气，内生火邪，加之饮食寒温不调，皆耗伤脾胃之气，引起脾胃病的发生。强调这三者在脾胃内伤疾病中互为因果，相互影响。

(2) 创立"阴火"理论，治疗重视补益脾胃之气：《脾胃论·卷上·脾胃盛衰论》曰，"夫脾胃不足，皆为血病。是阳气不足，阴气有余，故九窍不通。诸阳气根于阴血中，阴血受火邪则阴盛，阴盛则上乘阳分，而阳道不行，无生发升腾之气也。"李东垣认为"阴火"发生的本质是由于脾胃虚弱，使得阳气不居于阳分的位置，而陷于阴分不能生发、升腾则成，即著名的"阴火理论"。所以在临床治疗脾胃病时重视并采用补益脾胃之气的方法。

李东垣治疗脾胃病典型的代表方即"益气汤"类，主要包括补中益气汤、调中益气汤、升阳益胃汤。其中，"补中益气汤"适用于乏力肢软、少气懒言、面色萎黄、腹泻便溏、低热等病证，方中"黄芪、人参、白术、炙甘草"性味甘温，共用起补气健脾、生发脾阳之效，"当归"性味甘温，能养血补血、滋养脾胃之气，"陈皮"理气和胃，使诸药补而不滞，少量的"升麻、柴胡"协助升提脾胃阳气，诸药配伍，有"补气升阳、甘温除热"之效。"调中益气汤"适用于脘腹胀满、不思饮食、大便泄泻、肢节烦疼等病证，方中"黄芪、人参、甘草"健脾益气、升提清阳，"苍术"运健脾胃、燥湿除满，"柴胡、陈皮"理气醒脾，诸药配伍，有"益气健脾、和中祛湿"之效。"升阳益胃汤"适用于倦怠嗜卧、饮食无味、身体沉重、不思饮食、口苦舌干等病证，方中"人参、白术、黄芪、炙甘草"大补脾胃之气，"羌活、独活、防风、柴胡"皆为风药，共同升清脾胃阳气，"茯苓、白术、陈皮、半夏、泽泻、黄连"辅助健脾和胃、祛湿除热，"白芍"性甘缓养血补血主收敛，使"散中有收"，诸药配伍，有"补脾升阳、清热祛湿"之效。

四、明清时期脾胃病学的发展与完善

明清阶段是中医学理论发展的繁荣时期，很多医家通过自身的临证经验充实并发展了脾胃学说，将脾胃学说推向一个新的高潮和发展方向。明代的缪希雍、清朝的叶天士都是著名的代表性医家。缪希雍编写了《神农本草经疏》《先醒斋医学广笔记》等著作，在脾胃病的治疗方面首倡"脾阴说"，强调理脾须分阴阳，既应补脾阳，又需补脾阴，丰富和完善了脾胃病的治疗；叶天士编写了《临证指南医案》《温热论》等著作，在脾胃病的治疗方面取法东垣，既继承了前人治疗脾胃病的观点，又有自己独特的见解，对"胃阴学说"进行创新阐发，为后世医家治疗脾胃病开拓了新的思路和方法，使中医脾胃病学说发展成为一个完整的理论体系。

1. 缪希雍脾胃学说

(1) 运健脾胃，注重湿热之邪：缪希雍在治疗脾胃病时，根据脾胃的生理特性，提倡平补脾胃之气，用药既不偏温燥，又不过滋腻，调理脾胃时注重湿热之邪，创制了"资生丸"，资养滋养后天脾胃，使得气血生化有源。方中"人参、白术、山药、白扁豆、莲肉、芡实、甘草"共奏健脾益气、收敛固涩之效，"茯苓、薏苡仁"有健脾祛湿之功，"陈皮、砂仁、桔梗、白豆蔻"共用可健脾运脾行气，"黄连、藿香、麦芽、神曲、山楂"共奏健脾和胃、清利湿热之效，炼蜜为丸，补益脾胃。整个方子既能补益脾胃，又可行气消滞，同时注意不忘清利湿热之邪，使得脾胃健运，疗效显著。针对湿热之邪，缪希雍在用药方面有着自己的一些见解。《先醒斋医学广笔记·泄泻》曰："长夏湿热令行，又岁湿太过，民多病泻，当专以风药，如羌活、防风、升麻、柴胡、白芷之属，必二三剂，缘风能胜湿故也。"可见缪希雍认为长夏时节湿热之邪重，患者常常有泄泻的表现，应该用一些风药，比如：羌活、防风、升麻、柴胡、白芷等，用药2～3剂，就能制住湿邪。

(2) 脾阴学说，重视脾阴恢复：《神农本草经疏》曰，"胃主纳，脾主消，脾阴亏则不能消，胃气弱则不能纳，饮食少则后天元气无自而生，精血坐是日益不足。经曰：损其脾者，调其饮食，节其起居，适其寒温，此至论也。不如是则不足以复其脾阴。"缪希雍认为胃主受盛接纳，脾主运化消谷，脾阴亏虚则难以运化、消化水谷，胃气虚弱则不能容纳、受盛饮食物，进食减少，自然难以滋养人体的精气神。所以脾虚者，不仅要注意饮食、起居、饮食物的寒温，还要注意脾阴的恢复。

《先醒斋医学广笔记·痞疹续论》曰："世人徒知香燥温补为治脾虚之法，而不知甘寒滋润益阴之有益于脾也。"缪希雍认为治疗脾虚证，应当分脾阴和脾阳，而临床上许多杂病都是脾阴不足引起的，所以在治疗时不能单纯使用温热、燥性的温补药物，要知晓性味甘寒的药物才能起到滋润、濡养脾阴的功效，并提出了甘凉滋润、酸甘化阴为治疗脾阴虚的方法，常用的药物有沙参、天冬、麦冬、生地、白芍、梨汁等。

2. 叶天士脾胃学说

(1) 治疗脾胃病，注重脾胃分治 [23]：《临证指南医案》曰，"阳明燥土，得阴自安，胃喜柔润也。太阴湿土，得阳始运，脾喜刚燥也。"叶天士从脾和胃的生理特性和治法进行阐述，提出了"脾胃分治"的思想，同时将脾胃病分为脾阳虚、脾阴虚、胃阳虚和胃阴虚四类，其治法各有特点和侧重。

脾阳虚者临床常表现为久泻不愈，腹痛得温痛减，形寒肢冷，睡时露睛等，治疗应以温阳运脾为主，常用"附子理中汤"加减，方中"附子、干姜"温补脾肾，"人参"补气升阳，"白术"健脾燥湿，"甘草"补气和中；脾阴虚者临常表现为食少腹胀、消瘦、腹痛、大便秘结、口渴不多饮、低热等，在治疗时注重调补脾阴，脾阴的调补不宜过于滋腻，叶天士善用"芍药、木瓜、五味子"等性味甘、酸之品，共奏"酸甘化阴"以润补脾阴的作用，同时叶天士认为，在滋补脾阴的同时也要注重脾气的调养，常予"山药、莲子肉、白扁豆"等平补脾胃之气的药物，实现气阴双补之效；胃阳虚者临床常表现为胃脘冷痛、喜温喜按、呕吐、畏冷肢凉等，常用"附子粳米汤"加减，方中"附子"补火助阳、散寒止痛，"半夏"降逆止呕、燥湿化痰，"甘草、大枣、粳米"补益脾胃之气；胃阴虚者临床常表现为呕吐，呃逆，口渴咽干，饥而不欲食等，常用"益胃汤"加减，方中重用"生地、麦冬"养阴清热，生津润燥，此两味药性味甘寒，为甘凉益胃之上品，"沙参、玉竹"共起养阴益胃生津之效，以辅助增强"生地、麦冬"养阴益胃之力，"冰糖"可有濡养肺胃、调和诸药之效。叶天士"脾胃分治"的思想弥补了李东垣"详于治脾，略于治胃"脾胃病治疗的不足，为"胃阴学说"的产生奠定了理论基础。

(2) 从胃论治，保护胃阴：对于脾胃病的治疗，叶天士倡导并重视保护胃阴。《临证指南医案》曰，"所谓胃宜降则和者，非用辛开苦降，亦非苦寒下夺以损胃气，不过甘平或甘凉濡润，以养胃阴，则津液来复，使之通降而已矣。"叶天士认为胃主通降的特性并非是用"辛开苦降"的方法使胃气和降，也并不是用苦寒药物使其气机下降，用苦寒的药物反而会损伤胃气，应该用性味"甘平"或"甘凉"的药物滋养胃阴，津液充足，胃气得到濡养自然遵循"通降"的特性。

在治疗胃病的用药方面，多选用性味清甘、凉润之品，达到养胃阴但不过于滋腻碍胃的功效，如生地黄、麦冬、玉竹、玄参等，而阿胶、熟地黄、当归等滋腻补阴的药物则较少使用。"养胃方"为《临证指南医案》中典型的代表方剂，由"沙参、麦冬、玉竹、生白扁豆、桑叶、甘草"组成，其中"沙参、麦冬、玉竹"性味甘寒，起养阴清热、益胃生津之效，"白扁豆、甘草"性味甘温，共奏健脾化湿之效，"桑叶"性味甘寒，有清热润燥之功，诸药配伍，既能解胃中之燥，又可润胃中之津，从而顺应胃气通降之性，使临床常见的呕吐、呃逆、口渴咽干、饥而不欲食等胃阴不足的病证迎刃而解。

第8章 现代医家对慢性萎缩性胃炎的认知

　　慢性萎缩性胃炎，归属于中医学中"胃痛""胃痞病""痞满""反酸"等范畴。该疾病的发生多数认为有两方面的原因，其一是外因，多为感受外邪、长期的饮食不节、嗜食辛辣油腻之品、情志不调、用药不当等因素而诱发；其二是内因，多为先天不足或后天失养、脾胃虚弱等原因而导致。该病的病因病机较为复杂，出现的症状也不一，无明显的特异性。目前多数医家认为慢性萎缩性胃炎发生的中医病因病机是本虚标实，本虚以脾胃虚弱、气阴两虚为主；标实则伴有气滞、血瘀、湿阻、痰食、热毒等病理因素。现代医家在慢性萎缩性胃炎的理论及治疗方面有自己独到的见解和实践。

一、董建华

董建华（1918—2001），中国工程院院士、著名的中医学家、中医内科学专家、教授、主任医师、博士研究生导师。专长于中医内科，尤其擅长脾胃病、温热病的治疗，在对脾胃病辨证治疗的基础上提出了"通降论""胃热论"的学说，补充完善了现代中医学脾胃病论治的理论，对现代慢性萎缩性胃炎的治疗具有重要指导意义。

1. 学术观点

(1) 以"通降论"为核心，重视"气血论"[24, 25]：董建华教授集几十年临证经验，学习并精通经典，认为治疗胃病应遵循"六腑以通为降"的生理特性，倡导"通降论"乃治疗脾胃的核心大法。"脾宜升则健，胃宜降则和"，董建华教授遵循胃为"水谷之海""传化物而不藏"的生理功能，认为胃"以通为用，以降为顺"，人体的气机通畅，津液才能得以运送和输布，胃气才能得以濡养。若胃气不降则壅滞逆上，邪气盘踞其中，久之通降功能失常，进而使脾的升清、运化受限，水液难以运化而聚齐成湿，水谷难以运化反成为滞，最终导致气滞、血瘀、湿阻、食积、痰结、火郁等相因为患的状态。

董建华教授[26]认为治胃病必调气血，气血和则脾胃升降功能得以正常运转。中医上讲，脾为后天之本，气血生化之源。脾主运化、胃主腐熟，脾胃运化、腐熟水谷精微功能旺盛，则人体的消化吸收功能才能健旺，从而化生气血、津液，以濡养脏腑、经络、四肢百骸、筋肉皮毛等。反之，脾胃的运化、腐熟功能亦需气血、津液的濡养才能发挥正常作用，脾气的升清、胃气的和降及脾主统血的功能皆需气血的濡养，因此人体气血的调和尤为重要。

董建华教授在治疗脾胃病时遵循"胃主通降"的特性，以"开其壅塞、消其郁滞""实者泻之，虚者补之"为原则，给邪毒以出路。同时重视气血理论，遵循"气为血之帅""血为气之母"的中医理论，注重脾胃气血的调和。董建华教授运用通降理论、气血理论的方药主要有以下几种治法。

① 理气通降、调气和血法：主要适用于脾胃气滞证，临床上常表现为胃脘部胀满不适，或牵及两胁胀满疼痛、嗳气等，情绪急躁后症状加重。董建华教授在治疗上以"理气和胃通降"为法，在"香苏饮"的基础上加入"枳壳、大腹皮、香橼皮、佛手"等理气行滞之品，临床疗效显著。

"香苏饮"中"紫苏梗、醋香附、橘皮"三药相配伍，为通降之主药，性味辛温，共起"行气除胀、和胃止呕、疏肝解郁、健脾行气"之效；"枳壳、大腹皮"能加强"行滞消胀、理气宽中"的功效；"香橼、佛手"加强"行气宽中、消胀除满、疏肝解郁止痛"的功效。

②化瘀通络、调血和气法：主要适用于瘀血型胃病。而瘀血型胃病又分为在气和在血。病在气分者临床上以胃部胀满、疼痛为主要表现，董建华教授在治疗上常用自拟的"金延香附汤"临床加减，疗效显著。方中"金铃子、延胡索、醋香附"三药相配伍，共起"行气活血、解郁止痛"之效，"陈皮、枳壳、大腹皮"共奏"行气和胃、导滞除胀"之功，诸药配伍，对治疗病在气分血瘀型的胃病疗效较好。病在血分者临床上以胃部针刺痛等为主要表现。董建华教授在治疗上常用自制的"猬皮香虫汤"加减治疗。方中以"炙刺猬皮、炒九香虫"为主药，有"化瘀止痛、行气止血"的疗效，同时配伍"延胡索、金铃子、五灵脂、乳香、没药"增强"行气活血"的力量，辅以"香附、香橼皮、佛手"起"疏肝解郁行气"之效。

③通腑泻热、调和气血法：主要适用于胃腑积热证，

临床上常出现胃部胀满、吞腐嗳酸、大便干结等症状。董建华教授在治疗上常用"黄连、黄芩"清泻上焦胃热，予"大腹皮、枳壳、大黄、瓜蒌"以行气通腑泄热，予"香橼皮、佛手"疏肝行气解郁，对燥热伤阴重者予"增液汤"加减以"滋阴润肠通便"。

④ 降胃导滞、调气和血法：主要适用于胃失通降、湿热食滞证，临床上常表现胃脘堵闷不适、胸胁胀满疼痛、口苦等症状。董建华教授在治疗上常用"紫苏梗、醋香附"以"疏肝行气"，予"陈皮、莱菔子、大腹皮、槟榔"以"行气消胀除滞"，予"焦三仙、连翘、荷梗"以"清热散结通滞"；湿浊重者予"黄连、厚朴"加强"祛湿行气"之效；痰热重者予"瓜蒌"以加强"清热化痰"之效；兼瘀血证者予"蒲黄、五灵脂"以"活血通络"。

⑤ 滋阴通降、和血养阴法：主要适用于胃阴不足证，临床上可见胃部灼热、疼痛隐隐，咽干口燥，饥而不欲食，大便干燥等症状。董建华教授在治疗上常用自制的"加减益胃汤"加减，临床疗效明显。方中"北沙参、麦冬、石斛"为主药，性味甘、微寒，共起"养阴清热、益胃生津"之效；辅予"白芍、甘草、乌梅"以"酸甘化阴、益胃生津"；予

"丹参"以"养血活血";予"香附、金铃子"以"行气活血、疏肝止痛"。

⑥ 辛甘通阳、补气温中法:主要适用于脾胃阳虚证,临床上可见胃痛隐隐、得温痛减、倦怠乏力、大便溏薄的表现。董建华教授在治疗方面常用自配的"加味黄芪汤"加减,方中"黄芪、桂枝、饴糖、高良姜"四种药物相配,性味甘温,有"辛甘化阳"之意,共起"益气补中、温中散寒、缓急止痛"之效;予"甘草、大枣"以"补气调中",同时"甘草、白芍"相配起"酸甘化阴、缓急止痛"之效;予"金铃子、元胡、陈皮"起"行气活血、和胃止痛"之效;辅予"姜、枣"以"调和营卫、顾护脾胃"。

⑦ 升清降浊、补气和血法:主要适用于中气下陷证,临床上可见消瘦、纳食差、脘腹坠胀、内脏下垂等症状。董建华教授在治疗上常用"补中益气汤"加减,方中"黄芪、党参、白术"以"补气健脾益气";予"柴胡、升麻"以"升提清阳";予"大腹皮、枳壳、陈皮"以"行气降浊";予"当归"以"养血补血"。

⑧ 辛开苦降、调和气血法:主要适用于寒热错杂证,临床上可见胃部嘈杂、胀满不适,或伴反酸等症状。董建

华教授在治疗上常用"半夏泻心汤"加减，方中"黄连、黄芩"性味辛苦寒，有除中焦湿热之功；"半夏、干姜、吴茱萸"这三味药性味辛温，共起"温阳散寒止呕"之效，与"黄芩、黄连"相配伍，善治上热下寒之疾；辅予"党参、枳壳、砂仁、陈皮"以"健脾行气、醒脾化湿"。

(2) 胃热学说[27]：董建华教授认为兼热性的萎缩性胃炎患者在临床上十分常见，提出"胃热学说"。从发病原因来看，胃为阳土，易化热生燥，一旦胃的气机不通顺，发生郁闭，则极易生热化燥，加之现代饮食生活方式的改变，多嗜食辛辣油腻之品、喜饮酒类等生湿生热之物，导致胃部气机壅塞、蕴生湿热。所以在临床上常见胃部灼热感、口中黏腻、口臭、多食易饥饿，大便干结，舌苔黄腻等症状。

董建华教授认为胃热的发生多是由郁闭所致，所以在治疗时重视"通腑泻热、清热化湿"，给邪气以出路，临床效果显著。在临床辨证的基础上，常予"大黄"以"清热泻火解毒、泻下消积健胃"，予"黄连、黄芩"以清泻中焦、上焦湿热之邪，予"瓜蒌"以"清热化痰、润肠通便"，予"枳壳、大腹皮"以"行气通腹除滞"，予"香橼皮、佛手"

以"疏肝行气解郁"。久病阴虚有热者，予"增液汤"加减，方中"玄参、麦冬、生地"共起"养阴生津，清热润燥"之效；若慢性萎缩性胃炎病程长而出现寒热错杂者，予"左金丸"加减，方用性味苦寒之黄连以"清心泻火解毒"、性味辛温之吴茱萸以"散寒温经止呕"，二药相辅相成、寒热并用、辛开苦降，使泻火而不凉遏，温通而不助热，使得肝火得清，胃气得降，诸症自愈。

2. 临证医案[28]

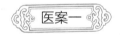

杨某，女，53岁。以"胃脘部疼痛数月余"为主诉就诊。胃部疼痛，进食后加重，嗳腐吞酸，饮食不香，舌质红、舌苔黄腻，脉弦滑。中医辨病辨证：胃痛，湿热中阻、胃失和降证。用药处方：苏梗12g，藿香12g，桔梗12g，制香附10g，炒陈皮10g，蒲公英15g，虎杖15g，焦四仙10g。7剂，水煎服，日1剂。患者服药后胃脘部疼痛较前明显减轻，无嗳腐吞酸的症状。后予"香砂养胃丸"调理数月余，胃痛未再复发。

按语：患者以胃部疼痛、进食后加重为主要表现，同时伴有伴嗳腐吞酸的症状，此乃胃中有热、积滞的表现，结合舌苔、脉象，辨证为湿热中阻、胃失和降证。治疗应分消、清利湿热之邪，行气和胃以通郁滞。遂予性味辛温之"紫苏""藿香"以"行气健胃、化湿止呕"，予"制香附"以"疏肝行气、解郁"，予"炒陈皮"以"理气健脾、燥湿化痰"，予"焦四仙"以"消食除滞"。湿热之邪蕴久化腐生毒，故加"蒲公英"以"清热解毒、消肿散结"，予"虎杖"以"清热利湿、活血解毒"，且此两味药性味平和，能够起到祛邪而不伤正的功效。

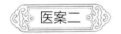

刘某，女，28岁。近日因情绪急躁后出现胃脘部胀痛，疼痛牵及两侧胁肋处，每每因恼怒情志不畅时胃痛发作明显，频频嗳气，舌质红、舌苔黄，脉象弦滑。中医辨病辨证：胃痛，肝胃不和、胃失顺降证。用药处方：柴胡10g，枳壳10g，青皮6g，陈皮6g，赤芍10g，白芍10g，黄连3g，吴茱萸3g，炒蒲黄10g，炒五灵脂10g。7剂，水煎服，日1剂。服药后胃痛症状明显缓解，但仍有胃脘部胀满不适，饮食不下的情况，遂在前方的基础上加"砂仁3g，乌药10g"，7剂后，胃部胀痛递减。后随访3个月，胃痛未再复发。

按语：患者以胃部胀痛、情绪急躁后加重为主要表现，伴有嗳气频频等肝气犯胃的表现，结合舌苔、脉象，中医辨病辨证为：胃痛，肝胃不和、胃失顺降证。治疗应疏肝和胃、调理气机。遂予性味苦甘平之"柴胡"以"疏肝理气、解郁结"，予"枳壳"以"理气宽中、消除胀满"，予"赤芍、白芍"以"凉血平肝、柔肝止痛"，予"青皮、陈皮"以"疏肝破气、健脾行气"；予性味苦寒之"黄连"配伍性味辛温之"吴茱萸"以"清肝泻火、和降胃气"。考虑胃痛常发作，久病入血有瘀，遂予"蒲黄、五灵脂"以"活血化瘀、消散瘀结"。患者在服药后仍有胃脘部胀满不适，饮食不下的表现，此乃仍有肝气郁滞的情况，遂在前方的基础上加"砂仁、乌药"以"行气疏肝解郁"。

二、田德禄

田德禄（1938—），著名中医内科学家、国家名中医、国家教学名师、北京中医药大学教授，主任医师、博士研究生导师、博士后导师。从医 50 余年，始终在临床一线从事门诊、急诊及病房工作，同时担任临床教学和科研工作。

曾参与并指导国家"七五""八五""中医药治疗慢性萎缩性胃炎临床及实验研究"等多项国家级、部级及局级课题工作。通过长期临床实践，率先在国内中医界开展了慢性萎缩性胃炎癌前病变、慢性胃炎的临床和基础研究，摸索并建立了一套相对完整的诊治系统，创新性地提出了脾胃病诊治的"清降理论""内疡理论"和"内镜是中医望诊的延伸"等学术思想，在脾胃病的诊治领域产生了深远影响。

1. 学术观点 [29]

(1) 立足五脏，独重肝胃

① 从肝论治：田德禄教授认为当代社会生活节奏快、精神压力大，在治疗脾胃病时不可忽视肝气的疏泄功能。若肝气疏泄失司，气郁化火，火邪入血化瘀成毒，加重脾胃的损伤，引起脾胃病的发生。所以田德禄教授在治疗疾病时以脏腑辨证为切入点，临床辨证中尤重视从肝胃论治。

● **疏肝行气法**：若病程短，临床上以胃部及胁肋处胀痛、窜痛为主要表现，需调理肝气，治疗上常用疏肝解郁之"四逆散""柴胡疏肝散"加减，其中予"柴胡"以"疏肝解郁、透邪外出"，予"芍药"以"养血柔肝、补养肝气"，予"枳实、陈皮"以"理气行滞破结"，予"香附、川芎"

以"行气活血止痛"，予"炙甘草"以"健脾合中、调和诸药"。

● **疏肝清热法**：若久病则易气机郁滞，郁而化热化火，临床上以口苦、急躁易怒、胸胁或少腹部窜疼、头晕胀疼等为主要表现，治疗上需疏肝清热，常用"大柴胡汤""小柴胡汤""化肝煎"加减。其中予"柴胡"以"疏肝解郁、行气解热"，予"黄芩"以"和解清热"，予"大黄、枳实"以"清热泻结、行气消痞"；予"芍药"以"凉血柔肝、缓急止痛"，予"半夏、生姜"以"和胃降逆、燥湿止呕"，予"人参、炙甘草、大枣"以"健脾益气、抵御外邪"；予"青皮、陈皮"以"疏肝行气、理气和胃"；予"黄连、牡丹皮、栀子"以"清热泻火、凉血解毒"。

● **清利湿热法**：肝失疏泄，胆腑疏泄不畅，加重气机郁滞，临床上以胁肋部胀痛、口干苦、恶心等为主要表现，治疗上需清疏肝胆湿热，常用"柴芩温胆汤""龙胆泻肝丸"加减，方中予"柴胡"以"疏肝利胆行气"，予"龙胆草、黄芩、栀子"以"清利肝胆湿热"，予"竹茹、半夏"以"清热燥湿化痰、除烦止呕"，予"陈皮、茯苓、甘草"以"健脾行气利湿"，予"枳实"以"行气除滞结散"，予"泽泻、木通、车前子"以"清热利湿、通小便"，使得湿热之邪有出路，予"当归、地黄"以"滋阴养血柔肝"。

- **养血活血柔肝法**：肝藏血，久病伤津耗血，阴血少反易化热伤津、生瘀，临床上以眩晕耳鸣、胁肋部疼痛、面色白而无华、失眠多梦、眼干、肢体麻木、女性月经量少、色淡等为主要表现，治疗上需养血柔肝，常用"逍遥丸""血府逐瘀汤"加减，方中予"当归、白芍、生地"以"养血活血、柔肝养肝"，予"桃仁、红花、赤芍、川芎、牛膝"以"活血行滞、祛瘀止痛"，予"柴胡、薄荷、桔梗、枳壳"以"行气解郁通滞"，予"白术、茯苓、炙甘草、生姜"以"益气健脾利湿"。

- **滋阴养肝制阳法**：肝以血为用，津血同源，久病则耗伤肝阴，易生风难以制阳，临床上以胁肋部隐隐灼痛、头晕耳鸣、两目干涩、面部颧红、五心烦热、手足蠕动等为主要表现，治疗上需滋阴养肝制阳，常用"一贯煎""滋水清肝饮""天麻钩藤饮"加减。予"生地、熟地、当归、白芍、酸枣仁、枸杞子、山萸肉"以"滋阴养血、柔肝制阳"，予"天麻、钩藤、石决明"以"平肝熄风、明目潜阳"，予"杜仲、桑寄生"以"平补肝肾、固本培元"，予"北沙参、麦冬"以"养阴生津、滋养肺胃、佐金平木"，予"川楝子、柴胡"以"疏肝泄热、理气止痛"，予"茯苓、山药"以"健脾益气"，予"栀子、牡丹皮、黄芩"以"凉血清热、泻火制阳"，予"川牛膝、益母草"以"活血利水、平降肝阳"，予"夜交藤、茯神"以"宁心安神"，予"泽泻"以"清利湿热"，给邪以出路。

②从胃论治

● **通降胃气，尤重清降**：田德禄教授秉承其师董建华教授治疗脾胃病时需"通降胃气"的思想，强调清热导滞以降胃气为治疗脾胃病发生、发展的始终。临床上可见到脘腹胀满、不思饮食、嗳气，舌质暗红、苔黄腻，治疗上需清降胃气，组方常以"香苏散"为基础加减。方中予"香附、苏叶、陈皮"以"理气宽中"，予"甘草"以"健脾益气、调和诸药"。若有食滞者，予"焦三仙"以"消食化滞"；若湿阻者，予"藿香、佩兰"以"芳香化湿"；若湿热者，予"黄芩、黄连、黄柏"以"清热利湿"；若久病夹热毒者，予"连翘、蒲公英、虎杖"以"清热解毒散结"；若兼痰浊者，予"川贝母"以"化痰散结"；若兼有瘀血者，予"丹参、三七、赤芍"以"活血化瘀止痛"；若湿、瘀、毒三者兼有者，予"薏苡仁、莪术、白花蛇舌草"以加强"化湿散结解毒"功效。田德禄教授在治疗脾胃病时反对一味地通降，常加"荷叶、荷梗、柴胡、青蒿"等轻清上升的药物，协助恢复脾胃正常气机的升降。

● **治疗虚证，强调通补：** 田德禄教授认为脾胃病伴湿浊、食滞、郁热、瘀毒等病邪存在的同时，常存在脾胃虚弱的现象，但治疗时若一味地补益，势必碍邪，若单纯的祛邪，又必伤及正气，所以强调"通补"为重要的治疗原则。临床上可见纳食差、脘腹痞闷、舌质暗红、舌苔黄腻、脉象弦滑的表现时，常用"实痞通"合"健脾益气"之品加减，方中予"焦山楂、焦麦芽、焦槟榔"以"消食行滞和胃"，予"苏梗、荷梗"轻清芳香之品以"和胃行滞"，予"香附、陈皮"以"行气解郁"，予"蒲公英"以"清热解毒散结"，予"仙鹤草、鹿衔草、灵芝"以"平补脾肾"，予"太子参、白术、茯苓、炒扁豆"以"健脾益气"，予"木香、砂仁"以"醒脾行气"，予"藿香、薏苡仁"以"清热利湿"，予"茯神、炒酸枣仁、柏子仁"以"补心养血调肝"。田德禄教授主张以"甘平"养胃为主，只有在托疮生肌时才用大量的性味甘温之"黄芪"。补血者多用"四物汤""阿胶"等，补血时多配伍"砂仁、丹参"以"醒脾活血行气"；补阴者多用

"生地、麦冬、北沙参、石斛、女贞子、墨旱莲"，以清补为主，不至于过于滋腻；补阳者多用"熟地黄、仙茅、淫羊藿、杜仲、肉苁蓉、枸杞子"，以润补为主。

(2) 重视气血，力倡"内疡"：田德禄教授受外科痈疡学说的启发，首次提出了"内疡学说"，认为脾胃病的发生必有气血的壅滞，久则生热蕴毒，甚至出现化腐成脓的情况，临床上患者可见胃部疼痛，进食后加重，舌质暗红、瘀紫，胃镜下可见溃疡的形成。所以在治疗上重视"理气、活血、解毒"，常用"愈疡灵"制剂加减。方中"生黄芪"可"补气、托毒、生肌"，促进创面愈合，"蒲黄、五灵脂、三七、赤芍"共起"活血、止血、补血"之效，"黄连、吴茱萸"共用起"清热而不凉遏、温经而不生火"的功效，"生甘草"能"益气健脾、调和诸药"。

(3) 提倡中医学与现代医学结合，丰富中医学内容：田德禄教授崇尚中医学与现代先进的医学相结合，在临床辨证诊断的基础上，将现代医学的胃镜像纳入中医望诊体系，提出胃镜下的黏膜像是中医舌诊的延伸。同时田教授很重视现代中药药理学的研究成果，在辨证基础上，选用药理方面能改善症状或治疗疾病的相关药物，往往都能取得很好的疗效。田德禄教授依据中药改善胃肠动力功效的强弱将其分为三线用药，其中，一线药物主要有"枳实、苏子、陈皮"等"理气消胀"之效的胃肠动力基础药；二线药物主要有"秦艽、威灵仙"等促进胃动力和健胃助消化的药物；三线药物主要有"黑牵牛、白牵牛"等药效较猛、需谨慎使用的药物。现代药理研究发现"白花蛇舌草、莪术、薏苡仁"可以防治癌变，"乌贝散""左金丸"的制酸止痛的作用效果明显，所以田德禄教授在治疗相应病证时常配伍使用。

2. 临证医案[30]

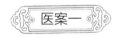

患者，男，61岁。2017年5月16日初诊。以"胃脘部疼痛反复发作30余年，加重半年"为主诉就诊，现剑突下胃脘部胀痛，反酸、胃灼热反复发作，常呕吐清涎，夜间症状明显，嗳气多，纳食可，睡眠欠安，多梦，二便调，舌质紫暗，舌苔薄黄少津，脉象弦滑。胃镜检查提示：胃窦小弯侧、胃角部散在扁平绒毛样结节，诊断：慢性萎缩性胃炎；病理活检提示：胃角腺体轻度肠化，胃窦部固有腺体萎缩伴中度肠化生、轻度异型增生。中医辨病辨证：胃痛，肝胃郁热、气滞血瘀证。用法方药：紫苏梗10g，制香附 10g，陈皮 10g，焦山楂 10g，焦麦芽 10g，焦神曲 10g，焦槟榔 10g，黄连 6g，吴茱萸 3g，清半夏 10g，茯神 15g，丹参 20g，砂仁 3g，炒枳壳 10g，生薏苡仁 30g，延胡索 10g，三七粉 3g。14 剂，水煎服，日 1 剂。

二诊：服药后，患者胃痛较前明显减轻，无反酸，偶有胃灼热，现仍时有呕吐清涎，口干、乏力、眠差，二便调。舌质淡暗，舌苔薄黄，脉象弦滑。在上方的基础上将"炒枳壳"改为"炒枳实 10g"，加"太子参 15g，百合 30g，乌药 10g，连翘 10g"。14 剂，水煎服，日 1 剂。

三诊：服药后，患者无明显胃痛，偶有口干、恶心，现不定时胃脘部胀闷不舒，呕吐清涎的量及频次较前明显减少，纳可，睡眠较前改善，二便调。舌质淡暗，舌体胖大有裂纹，舌苔薄黄，脉象弦细滑。于二诊处方的基础上去"连翘"，改"清半夏 10g"为"姜半夏 10g"，加"佛手 10g，灵芝 20g"。14 剂，水煎服，日 1 剂。

四诊：服药后无胃痛，现间断胃胀，嗳气后症状缓解，无呕吐清涎，偶有口干，纳眠可，小便调，大便黏滞不爽。舌质暗红，舌苔薄黄腻，脉象弦细滑。在三诊处方的基础上加"茯苓 15g，猪苓 15g，醋莪术 6g"。14 剂，水煎服，日1剂。患者服用后症状明显缓解，病情稳定，遂在四诊处方的基础上进行药物的加减，继服数月后，复查胃镜提示慢性浅表性胃炎；病理活检提示胃窦呈再生性改变伴轻度肠上皮化生，未见明显细胞异型性，胃角固有腺体未见显著性改变，胃黏膜大致正常。

按语：患者以"胃脘部疼痛反复发作30余年，加重半年"为主诉就诊，病程缠绵，同时常伴反酸、胃灼热，呕吐清涎，且夜间症状明显，结合患者舌脉，中医辨病辨证：胃痞病，本虚标实、寒热错杂兼血瘀证。治疗应清肝和胃、活血化瘀。遂以"香苏饮合丹参饮"为基础方加减，方中予"制香附、紫苏梗"以"疏肝行气、理气和胃"，予"陈皮、砂仁、炒枳壳"以"健脾行气化滞"，予"焦山楂、焦麦芽、焦神曲、焦槟榔"以"消食和胃、健脾助运"，予"黄连、吴茱萸"以"辛开苦降、抑酸泻热"，予"清半夏、生薏苡仁"以"燥湿化痰利湿"，予"茯神"以"养心安神"，予"延胡索、三七粉、丹参"以"活血化瘀止痛"。二诊时，患者诸症均有明显缓解，但出现化热伤津之象，遂在初诊的处方上加"太子参、百合"以"益气滋阴、养心安神"，予性味辛温之"乌药"以"行气散寒止痛"，同时改"炒枳壳"

为"炒枳实"，加强行气通滞之力，予"连翘"以"清解郁热散结"。三诊时，患者时有恶心、口干的症状，且舌质淡暗，舌体胖大有裂纹，考虑连翘的寒凉、清热解毒之力较强，恐伤及中焦，遂去"连翘"，同时将"法半夏"改为"姜半夏"以加强"温热散寒化湿"之力，予"佛手"以增强"疏肝行气"之功，合"灵芝"以养心安神、益气健脾。四诊时，患者诸症大减，出现口干、大便黏滞不爽的情况，结合舌苔、脉象，辨证为"气阴不足、湿热内蕴证"，遂在方中加"茯苓、猪苓"以"健脾利水渗湿"，使湿热之邪有出路。久病入络入血，故予"莪术"以"行气活血止痛"，同时"莪术"又起"健脾开胃"之效。巩固数月，疗效显著。

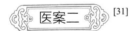 医案二 [31]

　　贾某，男，49 岁。初诊：2015 年 6 月 16 日。主因"间断胃脘部痞闷不适数年"为主诉就诊。现患者胃脘痞闷、胀满不适、反酸，无胃灼热，左胁肋下隐痛。查患者面色晦暗，舌质暗红，舌体边有齿痕，舌苔薄黄，脉象弦细无力。胃镜及病理结果：慢性萎缩性胃炎伴糜烂，幽门螺杆菌阴性。中医辨病辨证：胃痞病，虚实夹杂、气滞血瘀证。用药处方：苏梗 10g，香附 10g，陈皮 10g，威灵仙 10g，清

半夏 10g，茯神 15g，黄连 10g，吴茱萸 5g，姜厚朴 6g，焦四仙各 10g，丹参 15g，砂仁 3g。以此方为主，加减运用，湿重时加"藿香、佩兰"；胁痛明显时合四逆散加"郁金、钩藤"；嗳气明显时加"旋覆花、代赭石"；胃痛明显时加"三七"。连续服用 3 个月后，患者胃部无明显不适。

按语：慢性萎缩性胃炎的患者临床上多无明显的症状，可能也缺乏某些特异性的体征，其诊断主要依赖于胃镜检查和病理组织学检查。田德禄教授认为慢性萎缩性胃炎的病程较长，病位多已由胃传脾，而证候也由实转虚，最终出现虚实夹杂的复合证候。患者以"间断胃脘部痞闷不适数年"为主诉就诊，间断反酸，无胃灼热，伴左胁肋下隐痛，结合患者面色晦暗及舌脉的情况，中医辨病辨证：胃痞病，虚实夹杂、气滞血瘀证。治疗应补虚泻实、理气活血。遂予"苏梗、香附、陈皮、砂仁"以"疏肝行气、理气和胃"，予"威灵仙"以"祛风祛湿、通络止痛"予"清半夏"以"燥湿和胃化痰"，予"茯神"以"安神养心"，予"黄连、吴茱萸"以"清热温经、抑酸止痛"，予"姜厚朴"以"行气除满"，予"焦四仙"以"消食和胃化滞"，予"丹参"以"凉血活血祛瘀"。

三、李玉奇

李玉奇（1917—2011），中国第一届国医大师、全国首批五百名老中医之一、著名的中医学专家、沈阳药科大学中药系兼职教授，主任医师、博士生导师。从医几十年载，精攻内、妇、儿三科，其中对脾胃病的诊治有自己独特的理论见解和临床实践。曾先后主持了国家"六五""七五"、"八五"攻关课题，尤其在慢性萎缩性胃炎的治疗方面潜心进行研究，提出了"以痈论治"的学术观点，总结出了一套较为新颖、全面的辨证施治体系，对于将慢性萎缩性胃炎从萎缩逆转为浅表抑或阻截进一步癌变，积累了大量有学术价值的资料，对指导临床有很强的建设性意义。

1. 学术观点 [32]

(1) 取法东垣，精辟辨证：李玉奇教授治疗脾胃病，遍读百家，取法李东垣，崇尚东垣之"胃虚则五脏、六腑、十二经、十五络、四肢，皆不得营运之气，而百病生焉"，强调"人百病，首脾胃"。认为人生百病，首先侵犯脾胃为先，从伤乳、吐乳的婴儿，到暴饮暴食出现脾痞的青少年，再到酗酒劳累导致脾伤的中年人，直至牙齿不利运化失常的老年人，脾胃病贯穿着人的一生。

在治疗脾胃病方面，李玉奇教授精研补土派先贤李东垣之《脾胃论》，在前人的基础上，以中医学的基础理论和《脾胃论》中脾胃病诊治为治疗的基本原则和理论依据，将临床上常见的脾胃病进行证型分类，重视脾胃病的生理特性，临床依病情变化辨证用药，效如桴鼓。

①肝气犯胃证：李玉奇教授认为，"治胃当先理脾，脾气运化功能正常，为胃行其气，从而胃得脾气升降有序，用药调之，病情好转乃至痊愈。同样，肝气犯胃时，也应当先实脾，使脾气得旺，脾土反制于肝木，从而制约肝横肆之势，无力劫胃，使胃气得舒。"临床上常表现为胸胁及胃脘部胀满疼痛，呃逆，嗳气，呕吐，抑或胃部嘈杂反酸，情绪急躁易怒等。在治疗上，李玉奇教授强调肝脾同调，在疏达肝气、宣畅气机方面多选用"紫苏、藿香"等芳香之品，既能轻清疏理肝气，又可芳香祛湿化浊，湿浊去则脾胃功能得以健运，甚无须补益之品；若脾胃功能较弱，则常以"党参、白术、苍术、炒白扁豆"等健脾益气之品以实脾。

②脾胃虚寒证：当代人的饮食生活习惯常常不利于顾

护脾胃，喜食生冷食物，抑或有晨起饮用凉开水的习惯，直接伤及脾胃阳气，久则有损脾胃。本病临床上常见呕吐、反胃，食入即吐，抑或胃脘部隐痛，得温痛减的症状。在治疗上，李玉奇教授常告诫，用药宜轻灵，注重温补脾胃，最忌使用大辛大热之品，避免辛热反灼伤津而加重疾病的发生，所以常用"荜澄茄、小茴香"等辛温之品以"温中散寒、行气止痛"。

③寒热错杂证：饮食伤胃，脾胃虚寒，久病不愈，多从热化，导致寒热错杂证的发生。临床上常表现为胃部嘈杂不适，不可名状，似寒非寒、似热非热、似辣非辣的症状。在治疗上，李玉奇教授常用"左金丸"化裁，寒盛者重用"吴茱萸"以"温经散寒"，热盛者重用"黄连"以"清热解毒"，热毒重者予"连翘、败酱草"加强"清热解毒、散结消肿"之效。

④脾胃湿热证：寒热错杂日久，久病耗伤脾胃之气，导致脾气已弱，无力运化水湿，呈现出湿热交阻之势。临床上常表现为食少纳呆、脘腹胀满、心烦易怒、口干口苦、舌苔黄腻等症状。在治疗上，李玉奇教授倡导从血论治，采取滋阴凉血之法，佐以豁痰理脾之药。常用"芦根、茅

根"以"凉血清热"，予"竹茹、败酱草"以"清热利湿化痰"，若久病热邪伤阴，常予"石斛"以"滋阴清热、养胃阴"。

⑤ 胃热瘀血证：病久湿热之邪由气分转入血分。热入营血，血热灼津，津少血行缓慢，瘀结内生阻滞胃络。临床上常表现为胃部疼痛、痛有定处，按之胃痛症状加重。在治疗上，李玉奇教授强调不可妄加渗利或温热之品，以免加重病邪的留滞，应予凉血化瘀之品辅助血液运行。常用"槐花、桃仁、蒲黄、五灵脂"以"凉血行血、化瘀止血"，使胃热得除、血瘀得解。

⑥ 胃气欲绝证：此时的胃气已衰败至极，危及生命。在临床上可见患者形体消瘦、精神萎靡、面色灰垢无华，胃部反无明显的症状，或稍有胃部疼痛胀满、疲乏无力，舌体瘦小萎缩、舌面满布黄腻苔，体重急剧下降等症状和体征。此病多处于胃癌或其癌前期病变，病理活检可见中、重度萎缩性胃炎伴中、重度不典型增生或异性增生。若能及早发现胃癌并及早手术治疗，辅助中药抗癌，尚有生存的希望。此外，胃的癌前期病变若能及时监护治疗也有逆转的可能。

⑦ 脾痞证：本病多是由饮食不节、暴饮暴食而来，饮

食停聚，脾胃受损，久而成痞，若不能及时治疗会发展成脾疳，临床上可见形体如枯木、腹胀如鼓、面色萎黄，疲乏无力等表现。在治疗上，李玉奇教授认为本病贵在疏导，切勿妄补，补反而助疾。常用"麦芽、鸡内金、神曲"以"健脾消食、和胃化滞"，予"山药"以"益气补气健脾"。

⑧脾虚泻证：《难经》将泄泻分为五种，即"胃泻、脾泻、大肠泻、小肠泻、大瘕泻"。李玉奇教授认为"泄泻"一病，常言脾不言胃，虽分大小肠、胃之不同，但其因则多是由嗜食生冷食物抑或职业性不能定时就餐等原因，而伤及脾气，致使脾气虚或伴肾气虚弱。临床上多见腹泻、便溏，甚则如稀水样便，多晨起或餐后数次，伴或不伴腹痛。在治疗上常予"山药、莲肉"以"健脾益气、固涩止泻"，予"苍术、白术、砂仁"以"益气健脾、醒脾化湿"。当然，若大便中夹有脓血或泄泻日久可达数月以上，需先做结肠镜以确诊是否有占位性病变或器质性病变，以免耽误病情。在排除器质性病变的基础上，若出现腹痛者，重用"白芍"以"柔肝、缓急止痛"；若有肠鸣者，予"防风"以"祛湿止泻"；若泄泻严重者，可酌情加入"芡实、石榴皮"等固涩之品，但不可过早使用，以免收涩闭门留寇；若出现便

脓血者，予"白头翁、秦皮"以"清热燥湿、凉血止血"。此外，如无典型的肾虚泄泻的情况，禁用"肉豆蔻、吴茱萸"等大辛大热之品，以免加重病情。

⑨ 脾约证：《伤寒论》曰，"趺阳脉浮而涩，浮则胃气强，涩则小便数。浮涩相搏，大便则硬，其脾为约。"李东垣对本病的病因做了详细地阐述，饮食不节、过饥过饱、劳逸过度，伤及胃气，抑或嗜食辛热味厚之物，而助火邪，火邪伏于血中，耗散真阴，使得津液亏少，出现故口干多饮、大便燥结、排便困难的情况，多见于中老年人。在治疗上，李玉奇教授强调禁用"大黄""承气汤"等攻下之品，亦不可用"理中附子"剂等温热之品，因此病本是由胃津受损、脾不得为胃行其津液，久而母病及子，致使出现肺津干涸、肠中燥结而出现的大便干结。所以当治肺、胃，常予"桃仁、炒杏仁"以"滋阴润肠、宣肺通幽"，予"桑椹、阿胶"以"滋阴补血、润肠通便"，予"当归、火麻仁"以"活血润肠通便"。

⑩ 大肠郁滞证：此病及方书鲜有记述，为李玉奇教授独创。临床上常见脐下胀满、排便困难、而大便并非干燥。患者常虚劳努责，排出大便性状细如面条。当然，这种情

况亦需做结肠镜检查排除器质性病变以免耽误病情。李玉奇教授认为本病多是由于患者平素大便燥结或屡用泻下药物，迫使食物过早进入大肠，积滞于大肠而发酵，而产生气体，肠气上逆引起腹部的胀满，浊气上逆则会出现口臭。在治疗上，宜"逐瘀导滞、行气散结"。自创"迴溪汤"，临床疗效显著。方中予"槟榔、厚朴、莱菔子"以"行气除满消胀"，"苦参、槐花"以"清热凉血燥湿"，予"桃仁"以"活血润肠通便"。

(2) 辨证施治、以痈论治：李玉奇教授在治疗慢性萎缩性胃炎时曾沿用古方以寒热虚实来施以辨证论治。后来通过大量的临床实践证明，单纯应用这种方法治疗萎缩性胃炎时，症状虽除而疾病却经久不愈。后来受《金匮要略》的启发，张仲景在治疗五劳虚极羸瘦之证时不用大补气血之剂，反而以"大黄䗪虫丸"以攻坚破积，其意旨在祛瘀而后生新。得此启示，另立新说，以痈论治，疗效显著。

① 胃脘痈原因和诊断：李玉奇教授认为胃痈之为病，是因为胃阳之气不得宣发而受遏抑，所谓胃阳遏抑亦可视为胃之表证，即寒气隔阳；而胃的里证乃是热聚于胃口，久则脾胃俱病，出现寒热错杂的状态。在现代医学来看，

痈是一个广义的疾病概念，是中医对感染和热毒引起的发炎和化脓性疾病的总称。所以李玉奇教授认为萎缩性胃炎是因脾胃俱病而出现的寒热交错诱发的瘤痈。

在众多萎缩性胃炎临床观察中，李玉奇教授凭借中医的望、闻、问、切四诊总结出并发现胃癌癌前期病变的三大指征：一则，脉来弦实有力；二则，望诊可见肿瘤面容、舌面萎缩无神无根；三则，胃脘胀满、全无食欲、体重急剧下降。病久当虚、脉应无力，而今反弦实有力，乃因正邪交争，正气被病邪所夺，阴阳离决，故脉反大于外，并非正常，乃病使然；患者出现舌面无神无根，胃津匮乏，证明胃气衰败而离决；患者出现口干渴却不欲饮水，乃病在血分而不在气分；出现体重急剧下降，乃胃阳欲脱、脾阴匮乏的征象，为病入险境，多为癌前病变指征。对于这样的患者，李玉奇教授主张暂停施方用药，应行胃镜检查、取病理组织活检以明确诊断，定性后再立治疗方案。

② 胃脘痈治疗及预后转归：中医治疗痈的方法主要是清热解毒，并且现代研究发现很多清热解毒的中药都具有抗菌和抗病毒的作用。李玉奇教授虽然是传统中医出身，

但是十分尊重和热爱学习西医，力主用科学方法研究和提高中医。多年来，众多的患者借助胃镜和病理组织活检，常常能看到胃黏膜的充血水肿、呈花斑状，甚至还可能伴有糜烂、出血、溃疡及胆汁反流等程度不等的病理改变。李玉奇教授认为这种胃镜下的表现与萎缩性胃炎的热聚胃口、血腐肉败为痈的状态十分吻合。李玉奇教授提出"以痈论治"中医理论的核心是采用清热解毒的方法治疗胃炎，在临床上善用大量的"苦参、黄连、黄芩、蒲公英"等，每每能取得奇特的疗效。同时针对慢性萎缩性胃炎的发展演变趋势，李玉奇教授制定了严密的治疗观察方法，并提出了治疗本病的四大法则，即升阳益胃、生津救阴、解毒除湿、去腐生新。在此大法下选用"黄芪、苦参"等中药组方配伍，研制成治疗萎缩性胃炎的特效方剂。

李玉奇教授认为，在临床上根据中医四诊发现萎缩性胃炎伴异型增生或肠上皮化生改变而处于癌前病变的患者，经胃镜病理确诊后，应立即给予阻断监护治疗，并规定4个月复查一次胃镜病理检查，依据病变程度指导治疗，直到病变解除免于癌变的发生。此外，对于早期发现胃癌的患者，应立即行手术治疗，术后配合中药抗放化疗毒性反应，挽救了无数患者生命。

2. 临证医案

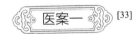 [33]

患者以"间断胃脘胀满多年"为主诉就诊，现患者常表现为口吐清水、胃脘部胀满明显，无胃痛，胃部喜温喜按，常伴恶心欲吐，大便稀溏，舌质淡，有齿痕，舌苔薄白，脉沉细。胃镜及病理检查结果提示：慢性萎缩性胃炎。中医辨病辨证：胃痞病，脾胃虚寒证。用药处方：党参15g，草豆蔻15g，砂仁15g，川楝子15g，香附子15g，黄连5g，当归25g，芍药25g，白术10g，高良姜10g，檀香10g，白芥子10g，甘草10g。水煎服，日1剂。

按语： 患者以"间断胃脘胀满"为主诉就诊，且伴口吐清水、胃部喜温喜按，常伴恶心欲吐，大便稀溏等虚寒征象，结合舌脉，中医辨病辨证：胃痞病，脾胃虚寒证。治疗应"温脾和胃、健脾理气"，以"温脾汤"加减。遂予"草豆蔻、砂仁、高良姜、檀香"以"温脾和胃、理气通滞"，予"党参、白术、甘草"以"健脾益气"，予"川楝子、香附"以"疏肝理气"，予"当归、芍药"以"养血活血"，予"黄连"以防用药过于温燥，予"白芥子"以"行气消痰"。诸药配伍，共起"温脾和胃、健脾理气"之效，对虚寒型的慢性萎缩性胃炎较为适用。

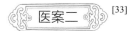[33]

患者主因"间断胃脘部有烧灼感"为主诉就诊，现患者胃脘部时有烧灼感、反酸，胃脘部疼痛，可放射到后背部，乏力，食欲一般，体重下降，眠可，大便质干，舌质偏红，苔薄黄，脉细。胃镜及病理检查结果提示：慢性萎缩性胃炎。中医辨病辨证：反酸，脾胃虚热证。用药处方：胡黄连 10g，姜黄 10g，败酱草 20g，薏仁米 20g，鱼腥草 20g，草果仁 15g，陈皮 15g，苏子 15g，苏木花 15g，知母 40g。水煎服，日 1 剂。

按语：患者主因"间断胃脘部有烧灼感"为主诉就诊，且伴胃部有烧灼感、反酸明显，乏力、纳食一般的情况，结合舌脉，中医辨病辨证：反酸，脾胃虚热证。治疗应清热利湿理脾，以"二连汤"加减。遂予"胡黄连、败酱草、薏仁米、鱼腥草"以"清热解毒利湿"；予"草果仁、陈皮"以"燥湿和胃行气"，予"姜黄"以"活血行气止痛"，予"苏子、苏木花"以"理气和胃"，予"知母"以"清热滋阴养胃"。反酸明显者，予"乌贼骨 20g、煅瓦楞子 20g"加强抑酸止痛之效；患者若出现食欲差、纳食少的症状，可在此方中加入"五倍子 15g、乌梅 15g、马齿苋 40g、焦山楂 20g、枸杞子 20g"以"健脾生津、消食化滞"。若患者便秘的症状较重，可在此方中加入"桑椹子 40g、牵牛花 15g、郁李仁 10～15g、当归 20g、枳壳 10g"以增强"润肠通便、活血行气"之效。诸方配伍，临床疗效显著，共起"清热利湿理脾"之效，对虚热型的慢性萎缩性胃炎较为适用。

四、李振华

李振华（1924—2017），中国第一届国医大师、全国首批老中医之一、著名的中医学专家、中医教育家、河南中医学院终身教授，主任医师、博士生导师。从医 70 余载，肩负临床、教学、科研等工作，临床经验丰富，教学提出了"文理通，医理通，哲理通"的中医教育观点，负责承担多项省部、国家级课题，其中"脾胃病气虚本质的研究"获得河南省科技进步三等奖；主持负责"七五"国家科技重点攻关项目"慢性萎缩性胃炎脾虚证的临床及实验研究"获得河南省教委及河南省一、二等科技成果进步奖、主持承担

"十五"国家科技攻关项目"名老中医学术思想、临证经验总结和传承方法研究"。

1. **学术观点** [34, 35]

(1) 脾本虚证，无实证，脾虚多为气虚、阳虚，无阴虚：李振华教授通过大量的临床实践认为，古代医家虽有论"脾实"之理，但并不明确，而创建的"健脾"之方，实际也都是"疏肝泻胃"之法，因而提出"脾本虚证，无实证"的思想。同时，李振华教授认为脾为太阴之至阴，脾主运化的功能以及脾喜燥而恶湿的生理特性，皆需依靠脾气、脾阳的蒸腾气化作用。且在临床上，思虑过度、日久伤脾、饥饱劳倦、过服寒凉药物等均可伤及脾阳，所以强调脾本虚证，无实证的特性，治疗时重视脾气、脾阳的充养。

(2) 胃多实证，亦有胃气虚、阴虚证：李振华教授认为，在治疗胃时应顺应"以通降为顺"的生理特性，胃主受纳、腐熟水谷，是多气多血之腑，若饮食入胃，不能及时和降而停滞在胃，抑或情志不畅，气机郁滞而横逆于胃，疏泄失常，均会引起胃气不降，使得胃腐熟水谷无力、食物留滞于胃，故出现胃病多实证的情况，故临床上有胃满者，常加"焦三仙、鸡内金"以"消食健脾化滞"，腹胀者加"乌药、莱菔子"以"行气消胀"。当然,若久病不能及时腐熟水谷、胃气不降,耗气伤津,则可因实证而引起胃气虚、胃阴虚证的发生。滋补的用药宜"轻、灵、甘、凉",遂常用叶天士的"沙参麦冬汤"化裁,善用"北沙参、麦冬、石斛、天花粉、知母"以"平补胃阴",用"芍药、乌梅、大枣、甘草"以"酸甘化阴"。

(3) 脾胃同治,重视疏肝理气:李振华教授认为,治疗脾胃病,宜消补兼施、重视肝气的疏泄,慢性脾胃病的发生多是本虚标实,即本虚以脾气虚、脾阳虚为主,标实以"胃、肝"两脏腑为主,所以在治疗上宜"消补兼施",常用"香砂六君子汤"加减,体现了"脾宜健,胃宜和,肝宜疏"的三者兼治的思想,遂予"党参、白术、茯苓、甘草"等以"益气健脾",予"陈皮、半夏、砂仁"以"健脾和胃、除湿行滞",予"香附"以"疏肝理气解郁",共同实现"健脾和胃、调气和血"之效,湿热证重者常予"黄芩、栀子、茵陈"以清热利湿和胃。

2.临证医案

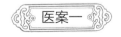

薛某,男,57岁。初诊:2010年9月14日。主因"间

断性胃脘部胀闷 1 年余，加重 1 周"为主诉就诊。患者自诉 1 年前因进食油腻食物后间断出现胃脘部胀闷，未规律系统诊治。1 周前因过度劳累、饮食不当后出现胃脘部胀痛不适，行胃镜检查提示：慢性萎缩性胃炎；病理诊断：（胃窦）慢性萎缩性胃炎，局灶性肠化。现患者间断胃脘部胀痛，进食后症状加重，嗳气，纳差，便溏，日行一次，睡眠欠安，舌质暗红、舌体胖大、舌苔薄白，脉弦滑。中医辨病辨证：胃痞病，脾虚肝郁证。用药处方：炒白术 10g，茯苓 15g，陈皮 10g，半夏 10g，木香 10g，砂仁 10g，厚朴 10g，枳实 10g，郁金 10g，乌药 10g，焦三仙各 12g，柿蒂 15g，炒薏苡仁 30g，刘寄奴 15g，丹参 15g，甘草 3g，生姜 10g。7 剂，水煎服，每日 1 剂。

二诊：2010 年 9 月 21 日。服药后患者胃胀较前明显减轻，嗳气减轻，仍眠欠安，舌质红、舌体胖大、舌苔黄腻，脉弦滑。用药处方：在前方的基础上，加莪术 10g，酸枣仁 15g。20 剂，水煎服，每日 1 剂。

三诊：2010 年 10 月 3 日。服药后患者症状较前明显好转，偶饮食不适时胃部隐痛，睡眠较前改善，现偶乏力、不定时有皮肤瘙痒。用药处方：在二诊处方的基础上，加黄芪 15g，地肤子 12g。30 剂，水煎服，每日 1 剂。随后在初诊的用药处方上随症加减，继服用药 7 个月余，2011 年 10 月 10 日行胃镜检查提示：贲门炎、慢性浅表性胃炎、胃小息肉、糜烂性十二指肠球炎；病理诊断：（胃底穹窿）慢性浅表性胃炎伴间质内出血，（胃窦）慢性浅表性胃炎。

按语： 该患者主因 "间断性胃脘部胀闷 1 年余，加重 1 周" 为主诉就诊，中老年男性，且因过度劳累、饮食不当症状发作，伴纳差、便溏、睡眠差等表现，结合舌脉，中医辨病辨证：胃痞病，脾虚肝郁证。治疗应健脾益气、疏肝解郁，以 "香砂六君子汤" 加减。遂予 "炒白术、茯苓、炒薏苡仁、甘草、生姜" 以 "健脾益气利湿"，予 "陈皮、砂仁、木香、厚朴、枳实、半夏" 共奏 "健脾燥湿、行气化痰" 之效，予 "郁金、乌药" 以 "疏肝解郁、温中行气"，予 "焦三仙" 以 "消食化滞"，予 "柿蒂" 以 "降逆消痞止呃"，予 "刘寄奴、丹参" 以 "活血化瘀通络"。在二诊、三诊时根据患者病情变化随症加减，辨证用药。李振华教授认为萎缩性胃炎中医病因病机多为 "脾虚、胃实、肝郁"，遂在治疗时以 "健脾、和胃、疏肝" 为原则，临床疗效显著。

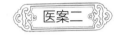

医案二

周某，男，64岁。初诊：2012年9月28日。主因"间断胃部胀满40余年，加重1个月余"为主诉就诊。患者自诉40余年前因饮食不适后出现胃部胀满，无明显疼痛，间断口服中、西药物治疗（具体治疗不详），病情未有明显好转。患者1个月前因进食生冷食物后出现胃部胀满不适，伴胃部隐痛，嗳气，纳食少，眠欠安，大便偏干，2～3日一行，舌质红、舌体胖大、舌苔薄黄，脉弦滑。2011年2月10日行胃镜检查提示：慢性浅表-萎缩性胃炎，Hp（＋）；病理诊断：（胃窦）慢性萎缩性胃炎伴肠化生。中医辨病辨证：胃痞病，气阴两虚证。用药处方：太子参12g，炒白术12g，茯苓15g，陈皮10g，半夏10g，木香6g，砂仁10g，厚朴10g，枳壳10g，柴胡6g，郁金10g，乌药10g，小茴香10g，刘寄奴15g，焦三仙各12g，佛手10g，桂枝5g，炒白芍10g，甘草3g。20剂，水煎服，每日1剂。

二诊：2012年11月8日。服药后，患者胃部胀满症状较前明显减轻，纳食较前好转，现仍嗳气，大便2～3日一行。用药处方：在初诊处方的基础上，加柿蒂15g，炒薏苡仁30g。15剂，水煎服，每日1剂。

三诊：2012 年 11 月 30 日。服药后，患者胃部胀满减轻，无嗳气，现仍有腹胀，余未诉明显不适。用药处方：在二诊处方的基础上，加莱菔子 15g，去柿蒂。15 剂，水煎服，每日 1 剂。

四诊：2012 年 12 月 16 日。服药后，患者诉仍时有腹胀，进食后症状明显，纳食一般，舌体胖大、苔白腻。用药处方：在三诊处方的基础上，加佩兰 10g，鸡内金 12g，肉苁蓉 12g。随后在初诊处方的基础上，根据患者病情变化加减用药，坚持服药近半年余。2013 年 5 月 17 日行胃镜检查提示：慢性萎缩性胃炎，糜烂性胃炎，十二指肠球部溃疡；病理诊断：（胃窦）浅表性胃炎伴活动性炎症。

按语： 患者主因"间断胃部胀满 40 余年，加重 1 个月余"为主诉就诊，且进食生冷食物后症状加重，伴胃部隐痛，嗳气，纳食少，眠欠安，大便偏干等症状，结合舌脉，中医辨病辨证：胃痞病，气阴两虚证。治疗应健脾益气、滋阴养胃，以"香砂六君子汤"加减。遂予"性味甘温、药性平和"之"太子参"以"健脾益气养阴"，予"炒白术、茯苓"以增强"健脾补气"之效，予"陈皮、半夏"以"燥湿健脾"，予"木香、砂仁、厚朴、枳壳"以"宽中行气"，予"刘寄奴"以"活血化瘀"，予"焦三仙"以"消食化滞"，予"炒白芍、郁金、佛手、柴胡"以"柔肝解郁行气"，予"乌药、小茴香、桂枝"以"温中行气"。李振华教授认为萎缩性胃炎多是由胃部的长期慢性炎症刺激发展而来，久病耗伤气阴、气行缓慢不通，遂在治疗时需重视气阴的双补，同时，又要注意气机郁滞的情况，在治疗时以脾虚、阴虚、气郁为主，遂临床上用"香砂六君子汤"或"香砂温中汤"加减，并依据患者的病情变化，随症加减，精准辨证用药，临床疗效显著。

五、邓铁涛

邓铁涛（1916—2019），首届国医大师、中国当代著名的中医临床家、理论家和教育家，内科专家，广州中医药大学终身教授，主任医师、博士生导师。从医 70 余载，师古而不泥古，继承不忘创新，对各科杂病均有独特的见解，特别对脾胃学说有着很高的造诣。邓铁涛教授认为，中医的脾胃应包括整个消化系统以及支配整个消化系统的神经及有关体液，从治疗脾胃的角度来看，调理脾胃能治疗各个系统的某些有脾胃证的相当广泛的疾病。邓老在脾胃病的诊治上，积累了丰富的临床经验，具有自己独特的诊疗特色及用药经验。

1. 学术观点 [36, 37]

(1) 治病求本，病证结合，顾护正气：邓铁涛教授十分重视"治病求本"的理念，一方面，强调临床需细辨疾病发生的标本虚实；另一方面，积极顾护并重视"正气为本"的学术思想。

① 辨病与辨证相结合：邓铁涛教授认为，中医学是一门古老的医学，既有自身的特色与优势，又有其局限性与不足。我们不仅要继承前人的中医特色，还要充分结合现代科学所取得的成果，不断地进行发展和创新。邓铁涛教授十分赞同中西医结合的思想，即"西医辨病，中医辨证"，目前已经成为现代中医临床行之有效的诊治原则。对于胃病，如胃炎、胃或十二指肠溃疡，多属于中医"痞证""胃痛"的范畴，在其辨证诊治的过程中，邓铁涛教授常常会参考胃镜或 X 线检查结果，把西医学的检查结果纳入中医辨证论治的理论体系中，排兵用药、遣方应用，效如桴鼓。

② 治病不忘护正气：邓铁涛教授认为，"正气为本"是我们在治疗疾病过程中应遵循的基本理念，"虚邪贼风，不得虚，不能独伤人"，强调在疾病的治疗上，应着眼于疾病最根本的、起始的环节。在慢性的消化系统疾病中，邓铁涛教授认为脾胃亏虚为发病的关键因素，慢性胃病的发生主要涉及脾、胃、肝三脏，多是由饮食、情志、体质等多种因素反复、综合作用的结果，故针对此类疾病，治疗时要顾护正气，同时辨证施治，佐以"化痰""散瘀""祛湿"等方法。

邓铁涛教授认为萎缩性胃炎为"本虚标实"的虚损性疾病。而本病之虚，主要为脾胃亏虚，脾亏虚于阳气，亏虚于阴液，此为慢性萎缩性胃炎发病的前提和本质；本病之实，主要包含"瘀""湿""火"三种病理因素，其一，多是因虚损之后继发而成，脾气亏虚，难以推动血液运行，血行缓慢，瘀滞阻络；其二，脾气虚弱，脾失健运，湿浊不化，聚而为痰；其三，瘀阻、湿郁加之阴液亏损，极易引起虚火内生。其中胃阴不足为慢性萎缩性胃炎较为突出的病理表现。临床上可见患者患胃病时间长，形体消瘦、恶心、呕吐或呃逆，纳食差，胃部灼热感，口燥咽干，舌红少苔。邓铁涛教授认为剥苔为胃阴不足的重要表现，舌苔的变化标志着疾病发展的进退。在治疗上，"补脾气、养胃阴"为治疗慢性萎缩性胃炎的根本，同时，针对病机治疗也不能忽略实邪等病理因素的存在，宜"活络祛瘀""除湿化痰""清退虚热"。邓铁涛教授在辨证用药方面有自己独特的思路和用法，无论是治本抑或治标，都很注意胃阴的恢复。认为慢性萎缩性胃炎是伤于后天，表现为消化和吸收的功能甚差，所以治疗时脾胃的培补不能急于求成而骤投大温大补之厚剂，否则会导致胃气的壅滞，易灼伤胃阴，故常用平补之"太子参、山药、茯苓、炙甘草"等以培养脾胃之气，虽补气之力不及黄芪、党参，但不会导致气机壅滞而助生火热之邪，同时常佐以"麦芽"以健脾消食助运化。邓铁涛教授在使用"人参"往往是脾胃大虚，不求助人参难以补益脾胃之气的情况，但也常选用补力稍缓之"参须"入药，若其胃阴逐渐恢复后再用"黄芪"以补益脾胃之气。若补益胃阴时注意不能过于滋腻，以免滋腻壅滞脾之阳气，反令胃阴不易化生，所以常用"石斛、小环钗、山药"等轻清滋养胃阴。若活络通络祛瘀时要防破血太过，清退虚热时要防苦寒伤阳，所以邓铁涛教授在临床上常用"丹参"配"鳖甲"以"活血通络祛瘀、滋阴清热育阴"。若需化湿浊之邪时，宜选用药品性味较为平和之"白扁豆、茯苓、麦芽"等以"健脾化湿祛浊"，切忌使用温燥之品。

(2) 五脏相关，平调脏腑功能：中医基础理论的核心是"脏腑学说"，邓铁涛教授在临证过程中注意根据脏腑功能的不同特点，调和和恢复其正常生理状态而治病，从而达到人体"阴平阳秘"的平和状态。同时，邓铁涛教授也强调脏腑都不是孤立而存在的，所以在治病的过程中，需根据各脏腑之间的内在联系以及疾病的传变规律去综合考虑治疗。

① 五脏相关学说：邓铁涛教授基于古代"五脏相关学说"的基本理论，从实际出发灵活的运用于临床实践中，认为"五脏相关学说"主要包括三个方面，其一，五脏系统内部的关联性，即五脏的功能系统观；其二，系统之间的关联性，即五脏之间的联系观；其三，系统与外部环境的关联性，即天人合一的整体观。在病理状态下，五脏系统之间又相互影响。邓铁涛教授在治疗脾胃病时，常应用"五脏相关理论"进行指导治疗。

在治疗慢性胃病时，邓铁涛教授认为该病日久，"穷必及肾"，同时从五脏之间的相关性来看，脾胃属"土"，肝属"木"，脾胃虚弱的发生往往是由肝气乘之克之，所以在治疗时不可忽视脾胃与肝、肾的关系，应当依据临床实际情况适当加入调养肝、肾之品。临床上胃、十二指肠出现溃疡时，邓铁涛教授认为胃为病位之根本所在，但同时与肝、肾之间也有不可分割的联系。从病因病机方面来看，热证、实证多因胃所致，虚寒、痰湿证多因脾所致；而热证、实证多是由气机不通、不顺导致胃中积热，而气郁、气滞证则多是由肝失条达或肝气太盛所导致的。虚寒、痰湿过甚则多是由脾肾阳虚、难以运化水湿所致。故在治疗时应以脾胃为中心，以"健脾补中"为主，同时佐以祛湿化痰、化瘀软坚、补益肝肾之品。

②重视调和脏腑功能：每个脏腑都有自己的生理特性，邓铁涛教授认为临床辨证用药需脏腑的生理功能特点，注意调和脏腑的气血阴阳。比如，胃腑主要有两方面的生理特性，其一，胃主通降，所以在治疗时应始终保持胃气的通畅；其二，胃喜润恶燥，所以在治疗时应注意顾护胃中津液。邓铁涛教授认为，慢性胃病因脏腑本身的功能较差，故培补滋养脾胃时不可急于求成，切勿投大温、大补之厚

剂，否则会出现壅滞胃气，灼伤胃阴的情况。胃喜润恶燥，但补养胃阴时亦不可过于滋腻，以免壅塞脾胃阳气的运行和恢复。在调养肝脏时也应顺应肝脏本身的生理特性，"肝为刚脏，非柔润不能调和"，肝为"将军之官"，所以邓铁涛教授认为，慢性肝病的治疗贵在"防微杜渐"，时刻注意顾护肝阴，在疏理肝气、清肝时也应注意不要耗伤肝阴，且肝气不舒极易化火耗气，故治疗时切忌过用辛燥、止痛之品，以免伤津耗气，加重疾病。在治疗上，邓铁涛教授认为选药应以"甘平健脾"为治疗大法，常用"四君子汤"加减，其中，将性味平和之"太子参"代替性味较温之"党参"，可见时刻顾护肝阴，避免伤及肝阴。

（3）三因制宜：中医学认为，疾病的发生、发展及疾病的转归受多方面因素的影响，与时令气候、地理环境、体质强弱、年龄大小等都相关，总结为"因时、因地、因人制宜"，这是传统中医学整体观念和辨证论治的体现。邓铁涛教授亦认为人与自然社会为一个共同体，医学的研究离不开自然环境、社会环境及自身条件，所以在治疗时需要考虑到这些因素。比如，受自然环境及地方饮食习惯不同的影响，南方人与北方人的体质略有不同，南方多湿热、潮湿的环境，当地居民常食辛辣食物以祛湿，而辛辣又易耗气伤津，所以南方患者以脾虚湿热型和气阴两虚型多见。邓铁涛教授在治疗疾病时充分考虑人与自然、社会的整体性及相关性，采用"三因制宜"的思想，临床辨证用药精准有效。

(4) 善用药对：邓铁涛教授在组方用药时善用药对，在脾胃病的治疗上数药相伍应用，常常获得很好的疗效。在治疗瘀血型的胃脘痛时，常将"五灵脂、蒲黄、冰片"三药配伍以"活血化瘀、行气止痛"；在治疗胃下垂时，常予"黄芪"配"枳壳"以补气升提，其中黄芪用量大，枳壳用量小起反佐之效，二者共用相反相成，使得脾升胃降，疗效甚佳。在治疗阴虚型的胃痛时，常予"石斛、山药、环草"以"滋阴清热、益胃生津、健运脾胃"；在治疗湿热伤暑所致之泄泻腹痛时，常予"黄连、广木香、布渣叶"以"清热燥湿、行气导滞、健运脾胃"，临床疗效甚佳。

(5) 综合治疗，多法齐用：邓铁涛教授在论治疾病时，不仅仅局限于口服中药治疗，常结合针灸、推拿等中医特色疗法综合治疗，多发齐用，临床疗效显著。比如，胃脘及上腹部的疼痛明显者，通过指压"肩井穴"以缓解疼痛；

小儿食滞腹痛、出现脾胃功能失调时，通过捏脊以协助调治脾胃功能；呕吐、慢性腹泻等脾胃功能紊乱时，通过针刺疗法调理脾胃气机；急性阑尾炎、肠套叠、蛔虫团梗阻、胆石症、胆囊炎等急腹症时，采用攻下药物配合中药外敷、灌肠、针灸等疗法缓解疼痛、治疗疾病。可见邓铁涛教授在诊治疾病时，不拘一格，灵活变通，综合治疗，多发齐用，疗效显著。

2. 临证经验方

经验方一：治疗慢性萎缩性胃炎的经验方

太子参30g，麦芽30g，鳖甲30g，茯苓12g，山药12g，石斛12g，小环钗12g，丹参12g，三七3g，甘草5g。根据患者的临床症状再加减，如脾胃气虚者，加"黄芪、白术、人参须"；湿浊重者，加"白扁豆、薏苡仁"；肝气郁结者，加"合欢皮、郁金"；疼痛明显者，加"延胡索、木香、佛手"；嗳气频发者，加"代赭石、旋覆花"；大便干结者，加"郁李仁、火麻仁"。

按语：邓铁涛教授在治疗慢性萎缩性胃炎时，重视"治病求本、病证结合、顾护正气"的思想，认为慢性萎缩性胃炎的患者常常存在"气阴两虚"兼有"血瘀"的病证，遂在治疗时标本兼顾，常予大量的性味甘平的"太子参"以"气阴双补、甘养脾胃"，予"鳖甲、石斛、小环钗"以"滋阴清热、润肺养胃、强筋健骨"；予"茯苓、山药、甘草"以"健脾益气养胃"；予"麦芽"以"健脾和胃、疏肝清热"；予"丹参、三七"以"养血活血、祛瘀扶正"。诸药配伍，既能"益气滋阴"以平补滋养脾胃，又可"活血祛瘀、健脾清热"以祛瘀泄浊而生新。随后再根据患者临床上的具体表现，临证辨证加减，临床疗效显著。

经验方二：治疗胃和十二指肠溃疡的经验方

党参 18g，白术 12g，茯苓 9g，柴胡 9g，佛手 5g，煅海螵蛸 15g，甘草 5g。

按语："见酸必治肝"，邓铁涛教授在临床治疗胃和十二指肠溃疡时，常常从"脾胃、肝"的角度去治疗，临床效果显著。遂予"党参、白术、茯苓、甘草"以"健脾益气利湿、顾护脾胃"，防肝气横逆犯胃；予"柴胡、佛手"以"疏肝解郁、行气和胃"，使得脾胃气机通畅，得以正常运行；予"煅海螵蛸"以"制酸止痛止血、收湿敛疮"。诸药配伍，共起"益气理气和胃、疏肝抑酸止痛"的功效。

六、颜德馨

颜德馨（1920—2017），首届国医大师、第一批国家级非物质文化遗产项目中医生命与疾病认知方法代表性传承人，中国当代著名的中医临床家，上海师范大学、长春中医学院特聘教授，主任医师、博士生导师。从医70余载，精读经典，汇通诸家，长期从事疑难病症的研究，在学术上推崇"气血学说"，在诊治疑难病症时，倡导以"气为百病之长""血为百病之胎"为纲，提出"久病必有瘀、怪病必有瘀"的理论，为诊治疑难病症创建一套系统的理论和治疗方法。

1. 学术观点[38]

(1) 重视脾升胃降，善调脾胃气机：颜德馨教授在临床治疗脾胃病的过程中推崇汇集各医家脾胃理论的精髓，在病机的认识方面，认为脾胃之病大多为内伤所致，同时注重人体脾胃的阴阳升降功能，认为脾升胃降的特性应顺应自然天地阴阳相应的规律，从而保持人体气机正常的升降出入。在治疗方面，善用性味甘温之品以复脾气的健运、用性味甘寒或酸甘之品以使胃津来复，最终恢复脾胃的升降功能。

(2) 重视胃阳、脾阴补养：颜德馨教授推崇内经中提到的"五脏六腑皆分阴阳"理论，认为"阳腑有阳伤之疾，阴脏有阴亏之虞"，所以在治疗脾胃病的过程中十分重视胃阳和脾阴的作用。颜德馨教授认为，脾的功能主要在于运化功能，能够为胃行其津液，若脾脏虚弱、脾阴亏虚，脾失去转输运化的功能，则气液运行失常，则脾失去滋润之性。所以在临床上对水湿阻滞、气遏不通而致的呕恶吞酸、纳呆、痞闷等问题，常常是由胃阳不振、浊阴盘踞所致；对老年性肠燥津枯、产后体虚或胃火旺盛等引起的便秘、胃部嘈杂等问题，常常是由脾阴亏损、津液耗损所致。

(3) 善用苍白二术、枳术丸：颜德馨教授在治疗脾胃病时强调脾胃功能贵在健运，常同用"苍术、白术"这二术起燥湿健脾之效，从根源上杜绝痰湿的生成，从而湿去脾健，运化有常。同时，针对临床上患者常出现虚实错杂复杂证候时，颜德馨教授强调攻补兼施、虚实兼顾，善用枳术丸使脾胃功能健运，达到扶正祛邪的功效。方中"白术"健运脾胃固本，"枳实"祛胃肠实邪，健运脾胃，降气祛浊，使得邪去正存。

2. 临证医案[38]

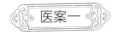

医案一

患者，女，63 岁。主因"胃部灼热疼痛多年"为主诉就诊，患者胃脘部灼热疼痛，痛有定处，情绪急躁后症状加重，舌质紫、苔黄腻，脉弦细。既往有慢性萎缩性胃炎病史多年。近期行胃镜检查，镜下可见：胃窦小弯部糜烂，黏膜充血、肿胀，胃镜诊断：慢性萎缩性胃炎伴糜烂；病理诊断：萎缩性胃炎伴不典型增生，重度活动性炎症。中医辨病辨证：胃痛，气郁血瘀，化热伤阴证。用药处方：丹参12g，砂仁2.4g，百合9g，乌药6g，生麦芽30g，川楝子9g，檀香2.4g，延胡索9g，蒲公英10g，姜山栀6g。6剂，水煎服，每日1剂。自诉服药3天后，胃脘部灼热疼痛较前明显减轻，服药6天后胃部无明显疼痛不适，进食较前好转，遂效不更方，辨证加减用药，临床疗效显著。

按语： 患者主因"胃部灼热疼痛多年"为主诉就诊，且胃痛有定处，情绪急躁后症状加重，结合舌脉，中医辨病辨证：胃痛，气郁血瘀、化热伤阴证，治疗应活血行气、清热滋阴，以"百合汤"合"金铃子散"加减。遂予"丹参、玄胡、川楝子、檀香"以"活血止痛"，予"砂仁"以"醒脾行气"，予"百合、乌药"以"养阴行气"，予"生麦芽"以"消食和胃、疏肝解郁"，予"蒲公英、姜山栀"以"清热解毒"，诸方配伍，有"理气化瘀、清热养阴"之效。此病例的选方用药体现了颜德馨教授善用轻清之法治疗脾胃病的思路，选用小剂量的药物轻清灵动，具有四两拨千斤之效。

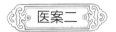 医案二

患者，女，71岁。主因"间断胃脘痛数年"为主诉就诊。现患者胃脘部隐痛，伴头晕乏力，畏寒，眠欠安，大便干燥。舌质暗红，舌苔薄腻，脉沉细。既往有胃下垂病史。中医辨病辨证：胃痛，气虚血瘀、肝胃不和证。用药处方：升麻15g，黄芪15g，党参9g，砂仁3g，白蔻仁3g，生麦芽30g，檀香1.5g，枳壳9g，桔梗6g，甘松3g，当归15g，白芍9g，甘草4.5g，白术15g，火麻仁9g，紫菀9g，丹参15g。14剂，水煎服，每日1剂。服药后，患者自诉纳食较前增加，仍时有头晕乏力的症状，余未诉明显不适，按原方继服14剂后，胃痛未再复发，纳食正常。

按语：本病主因"间断胃脘痛数年"为主诉就诊，且伴头晕乏力、畏寒、眠欠安、大便干燥等症状，结合舌脉，中医辨病辨证：胃痛，气虚血瘀、肝胃不和证。治疗应补气活血、疏肝和胃，以"补中益气汤"加减。遂予"升麻、黄芪、党参、白术"以"健脾益气升提"，予"砂仁、白蔻仁"以"醒脾行气"，予"生麦芽"以"消食化滞、疏肝行气"，

予"檀香、枳壳、桔梗、紫菀、甘松"以"行气宽中"，予"当归、丹参"以"养血活血化瘀"，予"白芍、甘草"以"柔肝缓急止痛"，予"火麻仁"以"润肠通便"，诸药合用，使得脾气得升、胃气得降、肝气得疏，气血调和。

七、方和谦 [40]

方和谦（1923—2009），首届国医大师、全国第一至四批老中医药专家学术经验继承工作指导老师，主任医师，教授。他重视人和自然的统一，形成"燮调阴阳、以平为期"的学术观点，治病强调正气为本、扶正以祛邪的思想，提出"和为扶正，解为散邪"的观点；同时重视脾胃为后天之本的理论，擅长运用补法调理脾胃，在长期的临床实践中取得了显著疗效。

1. 学术观点

(1) 临证制方遣药，使得脾胃纳化升降有序：方和谦教授认为治疗脾胃病应注重辨证论治，随症加减、制方遣药，以恢复脾胃升降功能为要点，气逆者宜降，气滞者宜通，气虚者宜补，气陷者宜升，使得逆乱之气恢复有序。在临证制方、遣药时，用药性味宜清灵，谨防性味辛热、温燥之品伤及阴津；苦寒药味应适量、中病即止，谨防寒凉伤及脾阳；补益药宜药力缓和、循序渐进，使得药味补而不滞，不至于壅塞脾胃。

(2) 虚人注意扶助中气：方和谦教授认为体虚之人应"虚则补之"。其中，"扶助中气"应始终贯穿在补益的过程中。中气充足，生化有源，气血充盛，自身抵抗力增强，进而通过自身调节实现阴阳平衡。"滋补汤"是方和谦教授常用的自拟方，方由"党参、茯苓、白术、炙甘草、熟地、白芍、当归、官桂、木香、陈皮、大枣"组成，是气血双补的精方，适用于气血虚弱、脾胃不足的患者抑或大病初愈、癌症术后或放化疗后的患者。组方特点：温而不燥、滋而不腻、补而不滞。既能益气养血补虚，又能和中脾胃，从而提高人体自身的免疫功能，增强抵御疾病的能力。

(3) 调畅情志、顺应四时调理脾胃：方和谦教授认为情绪的异常变动很容易诱导脾胃功能的失常，正如古人讲"肝气乘土"，暴怒、抑郁等情绪异常，导致肝气郁结、疏泄不利，肝气横逆犯胃；又如平时思虑过多耗伤脾气，脾气虚则健运失常，导致脾胃病的发生。方和谦教授也倡导《内经》中"天人相应"的理论，认为我们在调理脾胃的过程中，也应顺应四时的变化规律进行合理调节。"春夏养阳，秋冬养阴"，春夏两季要注重阳气的滋养，从而适应人体生发、长养的规律，调理脾胃需要我们调整生活节奏，保持情志舒畅，合理饮食，早睡早起，适应自然界的规律；秋冬两季要平定情志，适当地减少活动，注意避寒保暖，适量地服用滋补之品。顺应四时阴阳消长的变化规律，从而调理脾胃，脾胃健旺，气血调和疏畅，五脏安康。

2. 临证医案

患者，女，65岁，主因"胃脘胀满不适数月余"为主诉就诊，现患者胃脘部胀满不适，进食后症状加重，胃部嘈杂感，嗳气后胃胀减轻，无反酸，纳食可，大便不畅，舌质淡红、舌苔薄白，脉弦缓。胃镜及病理提示：慢性萎缩性胃炎。中医辨病辨证：胃痞病，脾胃不和、气机阻滞证。用药处方：陈皮10g，法半夏6g，焦曲麦各6g，紫苏梗6g，砂仁3g，茯苓10g，白术10g，莱菔子6g，香附6g，旋覆花10g，炒枳壳6g，木香5g。

按语：患者主因"胃脘胀满不适数月余"为主诉就诊，且进食后症状加重，兼有胃部嘈杂感、嗳气、大便不畅的情况，结合舌脉，中医辨病辨证：胃癌病，脾胃不和、气机阻滞证。治疗应健脾和胃、理气消胀，以"香砂六君子汤"加减。遂予"紫苏梗"以"行气宽胸和中"；予"陈皮、砂仁、莱菔子、木香"以"理气健脾和中"；予"炒枳壳、香附"以"舒肝解郁、行气和中"；予"法半夏、旋覆花"以"降逆化痰"；予"焦曲麦、莱菔子"以"消食和胃导滞"。诸方配伍，抓住脾胃升降纳化之关键，药味量轻，既能除病，又不伤正，临床疗效明显。

八、劳绍贤

劳绍贤（1937— ），国内知名的脾胃病专家、第四批全国老中医药专家学术继承工作指导老师，广州中医药大学教授，主任医师、博士生导师。从医几十载，融古贯今，长期从事临床、教学、科研多方面工作，尤其在消化系统疾病的治疗方面有着极高的造诣，多层次地总结了消化性溃疡、慢性胃炎、胃癌癌前病变等胃肠疾病的诊疗规律。主持参与"七五""八五"及省部级课题多项，其中"脾虚证辨证论治的系列研究"获得国家科技进步二等奖；"和胃片治疗消化性溃疡病的临床与实验研究"获得广东省高教局科技进步奖；"健脾清热化瘀中药及配伍抗溃疡的实验与临床研究"获得广东省中医药管理局中医药科技进步一等奖。

1. 学术观点 [41, 42]

(1) 重视舌诊，凭舌辨证用药：劳绍贤教授在诊断和治疗疾病时十分重视舌诊，认为舌象是中医诊断的精髓之处，"存一分舌苔便有一分邪气"，常通过舌象的变化来了解脏腑气血的盛衰、病邪侵犯的深浅，进而辨别疾病的"根本"，明确证型，从而辨证用药。经过多年的临床观察和经验总结，劳绍贤教授将萎缩性胃炎的中医证型主要分为三种，即湿热证、气滞证、脾虚证。在临床治疗时，若观察患者舌质色偏红、舌苔较厚或覆盖面积较大者，多提示湿热证，一般选用"清浊安中汤"加减，方中主药为"藿香、佩兰、厚朴、法夏、陈皮"等以"健脾化湿"，当舌苔厚腻时，常选"石菖蒲、白豆蔻"代替"藿香、佩兰"以增强芳香化湿之力；若舌苔干净或舌苔薄白但症状多者，多为"气滞肠胃证"，方用"舒肝和胃汤"加减，方为"四逆散"加"陈皮、木香、苏梗"等以调畅气机，气顺则病除；若舌色较淡或舌质微胖者，多提示"脾气虚证"，方用"香砂六君子汤"加减以"健脾益气祛湿";若舌质嫩红、舌苔少甚至剥苔,多提示"气阴两虚证",常去"香砂六君子汤"中的"白术、砂仁",并选用"石斛"以达气阴双补之效。

(2) 循证加减,擅用药对:劳绍贤教授在治疗慢性萎缩性时,认为不同患者之间有一定的个体差异,并根据患者临床症状的不同、胃镜病理检查结果、现代药理研究以及临床经验用药等在治疗方面做相应的加减。比如胃痛者多予"元胡、郁金"以"行气止痛",予"救必应"以"清热利湿止痛";痞满者多予"枳实、大腹皮"以"下气除满消胀";嗳气者多予"柿蒂"以"降逆止呃";胃灼热者多予"栀子"以"清热和胃"。若胃镜及病理检查提示有萎缩性胃炎伴肠化生、上皮内瘤变者,根据病情的发展予"姜黄、肿节风、薏苡仁、白花蛇舌草"等一些现代药理研究有抑癌作用的中药,进而预防和制止疾病的进一步发展。在药对的配伍方面,劳绍贤教授有自己独有的经验和临床疗效,比如救必应配两面针、素馨花配甘松在胃肠病的止痛方面疗效明显;仙鹤草配五爪龙在治疗白细胞减少、慢疲劳综合征以及岭南之地夏季体倦症方面效果甚佳;莪术配半枝莲是治疗胃黏膜肠化、异型增生的经典配伍药对;漏芦配莲房在治疗胃肠道多发腺瘤样息肉方面临床疗效较好；姜黄配苡米在治疗脾虚湿阻瘀滞型的胃肠道炎性增生性息肉病变效果较好；紫珠草配地稔根在缩短凝血、出血时间，治疗消化道出血方面疗效显著。

(3) 重视湿热瘀毒证，清热解毒防变：劳绍贤教授认为当代很多患者脾胃病多属脾胃湿热、瘀毒证，此乃内外因共同作用所致。一方面，当今饮食结构的改变，多嗜食肥甘厚腻或饮食不节，使得脾失健运、湿浊内生，蕴生湿热；生活压力大，情志失调，导致气机郁滞、脾运不健、生湿化热；另一方面，全球气温逐渐升高，尤其长夏季节或临海之地空气湿度高、气候炎热，感受湿热之邪。内湿外湿同受，脾胃湿热之邪蕴生。治疗时宜健脾祛湿，其中祛湿常用"芳香、苦温、淡渗"三法，即予"藿香、白蔻、石菖蒲"以"芳香化湿"，予"半夏、厚朴"以"苦温燥湿"，予"猪苓、薏苡仁"以"淡渗利湿"；当然对湿兼热证者，予"茵陈、芦根"以"清热利湿"。久病易出现"气滞血瘀而生热、瘀毒互结而生变"的情况，劳绍贤教授在治疗时常予"救必应、蒲公英"以"清热解毒止痛"，予"赤芍、郁金、丹参"以"清热活血化瘀"，予"牡丹皮、赤芍、桃仁"以"清热活血散结"，以防胃部病变的发生。

2.临证医案

潘某，女，35 岁。2016 年 9 月 20 日初诊。患者主因"间断胃脘痛 8 月余，加重 2 天"为主诉就诊。现患者胃胀痛明显，嗳气频多，无反酸，纳眠可，二便调，咽后壁可见淋巴滤泡，舌质红、舌苔薄白，脉弦数。中医辨病辨证：胃痛，气滞血瘀证。用药处方：柴胡 10g，赤芍 15g，麸炒枳实 15g，陈皮 10g，法半夏 10g，木香 10g，紫苏梗 15g，救必应 30g，大腹皮 15g，郁金 15g，醋延胡索 15g，猫爪草 30g，生甘草 6g。7 剂，水煎服，日 1 剂。嘱患者下次就诊前行胃镜检查。

2016 年 9 月 27 日二诊：服药后，患者自诉排气增多，嗳气、胃脘部胀痛较前明显减轻，舌红苔白，脉弦数。胃镜结果提示：慢性萎缩性胃炎，Hp（+++）。用药处方：在初诊处方的基础上去"柴胡、猫爪草"，余用药剂量同前。7 剂，水煎服，每日 1 剂。

2016 年 10 月 4 日三诊：服药后，患者无明显胃痛，嗳气较前明显减轻，偶有胃胀，胃部嘈杂感，舌质红、舌苔稍厚腻，脉弦数。用药处方：藿香 10g，佩兰 10g，川厚朴

15g，法半夏15g，陈皮10g，木香10g，紫苏梗15g，醋延胡索15g，郁金15g，柿蒂15g，生甘草6g。7剂，水煎服，每日1剂。患者年纪尚浅却已有慢性萎缩性胃炎的发生，且胃部疾病极易反复发作，叮嘱患者注意饮食，少吃辛辣刺激、难消化等食物，平时注意调整和控制情绪。后随访，患者胃痛未再复发。

按语：患者以"间断胃脘痛8月余，加重2天"为主诉就诊，且患者嗳气频多，咽后壁可见淋巴滤泡，结合舌脉，中医辨病辨证：胃痛，气滞血瘀证。治疗应行气止痛、疏肝和胃，以"疏肝和胃方"加减。遂予"柴胡、郁金、紫苏梗"以"疏肝解郁行气"，予"赤芍、醋延胡索"以"活血化瘀止痛"，予"炒枳实、陈皮、木香、大腹皮"以"行气消痞"，予"法半夏"以"燥湿化痰消痞"，予"救必应、猫爪草"以"清热止痛消肿"，予"生甘草"以调和诸药。二诊效不更方，去猫爪草意在精简药方，功专中焦气滞之证，去柴胡以防久用伤肝阴。三诊时，结合患者症状、舌脉情况，可见患者气滞症状已不明显，但见舌苔稍厚腻，遂予"清浊安中汤"加减以"清浊化湿"，临床疗效显著。

第9章 中医结合现代医学治疗慢性萎缩性胃炎

一、中医诊断与胃镜检查[43-46]

1.中医望诊与胃镜检查

(1) 中医舌诊与胃镜检查：中医"舌诊"被认为是胃镜的延伸，"有诸内必行于诸外"，外在的舌象变化的客观、明显，能较为清晰地反映出人体内在情况的改变。

多项研究发现，中医望诊中"舌诊"与胃镜像之间存在一定的关联性。从舌形的角度看，舌体胖大或有齿痕的患者，胃镜下常有黏膜色泽发白、黏膜血管透见等表现。从舌质的角度看，舌质暗红的患者，胃镜下常有黏膜颗粒感伴糜烂、黏膜血管显露、充血暗红等表现；舌质淡红或淡白的患者，胃镜下常见黏膜红白相间、以白为主，并伴黏膜明显水肿的表现；舌质红、有裂纹的患者，胃镜下常见呈胃黏液较少、黏膜呈龟裂状等表现。从舌苔的角度看，薄白苔或白腻苔的患者，胃镜下常见黏膜色白，或伴黏膜血管透见的表现；少苔或无苔的患者，胃镜下常见黏膜粗糙或黏膜伴颗粒增生的表现；黄腻苔的患者，胃镜下常伴胆汁反流、黏膜糜烂的表现。

(2) 中医唇诊与胃镜检查：人体的嘴唇黏膜较薄，血运丰富，且唇部直接暴露于外，"由外审内"，通过观察其变化能较好地反映人体血运、供氧的状态，也是一个辅助观察人体的手段。

多项研究发现，中医望诊中"唇诊"与胃镜像之间存在一定的关联性[47-49]。从唇色的角度，唇色淡红的患者，胃镜下多见胆汁反流、黏膜充血水肿，或伴贲门口松弛；唇色暗红的患者，胃镜下常见黏膜发白或伴黏膜血管透见；唇色红绛的患者，胃镜下常见黏膜充血、糜烂；唇色暗红或青紫的患者，胃镜下常见黏膜粗糙或呈颗粒状的表现；唇色青紫的患者，胃镜下常见黏膜伴陈旧性出血点；唇色深红的患者，胃镜下常见黏膜充血且有溃疡，或伴幽门肿胀的表现。唇色苍白的患者，胃镜下常见黏膜苍白。从唇形的角度，唇周萎黄的患者，胃镜下常见黏膜色白或伴血管透见；唇周生疮的患者，胃镜下常见黏膜糜烂、伴胆汁反流；唇干裂或伴有唇屑的患者，胃镜下常见黏膜有陈旧性的出血点、幽门口肿胀。

2. 中医脉诊与胃镜检查

中医脉诊是通过按触人体不同部位的脉搏，以体察脉象的变化。而脉象的形成与人体脏腑、气血密切相关，若机体的脏腑气血发生变化，血液运行就发生改变，从而出现脉象的变化。所以"脉诊"是中医四诊中最为灵巧的一种方法，"切而知之谓之巧"，在临床上，可推断疾病的进退和预后。

多项研究发现，中医脉诊与胃镜像之间存在一定的相关性。脉象为细涩脉的患者，胃镜下常见黏膜色灰、残留红色斑点，可见血管网，同一部位的黏膜颜色可深浅不一致；脉象为数脉的患者，胃镜下常有黏膜色红伴十二指肠炎或球腺化生；脉象弦滑的患者，胃镜下常见胃黏液分泌多且稀薄。

3. 中医辨证分型与胃镜检查

多项临床研究发现，中医证候与内镜下表现之间存在着一定的相关性[50-52]。慢性萎缩性胃炎的患者在临床上通常分为六种证型，即肝胃气滞型、肝胃郁热型、脾胃虚弱型、脾胃湿热型、胃阴不足型以及胃络瘀血型。其中，肝胃气滞证的患者，胃镜下常见黏膜糜烂；肝胃郁热证的患者，胃镜下常见黏膜色泽发红、血管不透见、黏膜皱襞正常、黏膜有出血；脾胃虚弱证的患者，胃镜下常见黏膜色泽发白、黏膜皱襞细少、低平；脾胃湿热证的患者，胃镜下常见黏膜色泽发红、黏膜皱襞正常、黏膜糜烂、黏膜有出血；胃阴不足证的患者，胃镜下常见黏膜无出血点；胃络瘀血证的患者，胃镜下常见黏膜色泽发白、黏膜皱襞减少、少见有糜烂等。

4. 辨证应用

胃黏膜的状态与人体的外在表现相呼应，从中医角度来分析。

(1) 胃黏膜色泽：红色主阳、属热，血热则行，则胃黏膜血流运行相对丰富，所以黏膜色泽以红色特征的患者多以舌质暗红、唇色偏红、数脉、脾胃湿热证多见；白色主虚、主寒、主湿，久病腺体萎缩，血流运行减少，耗气伤津，气虚无以生血，气血不足，又易生湿，故黏膜苍白的患者以舌体胖大或有齿痕、舌苔薄白或薄腻、唇色苍白、脾胃虚弱证多见。

(2) 黏膜糜烂：是肝胃气滞证兼血热、血瘀的综合表现，肝胃气滞证使血液运行不畅，久则瘀血不通发生阻滞；血热易伤津耗液，血液失去濡养，形成瘀血，均可引起胃黏膜的糜烂，故黏膜糜烂的患者以舌质暗红、舌苔黄腻、唇色红绛、唇周生疮、脾胃湿热证及肝胃气滞证多见。

(3) 血管透见：是胃黏膜变薄，黏膜下血管透过黏膜层显露出来是脾胃虚弱、胃络失养、久病血瘀、水谷精微难以运化充养形体的表现，所以黏膜血管透见的患者多以舌体胖大、舌苔白腻、唇周萎黄、唇色暗红、细涩脉、脾胃虚弱证多见。

(4) 皱襞细少：也是脾胃失去滋润濡养，水谷的精微养分难以滋养补充形体的体现，所以黏膜皱襞细少的患者以脾胃虚弱、胃络瘀血证多见。

(5) 黏膜红斑、出血：热为阳邪，易耗津破血，热则破血而行，灼烧胃血胃络，为离经之血液，表现为内镜下黏膜出血，所以黏膜有红斑、出血的患者以唇色青紫、肝胃郁热证及脾胃湿热证多见。

(6) 黏膜颗粒：脾胃调节机体气机的上升和沉降，久病脾胃虚弱，升提和沉降无权，气机阻塞，水液不得正常运行，聚湿气化痰，湿邪阻滞化热、生瘀，邪气阻塞于胃络，导致黏膜出现粗糙不平，所以黏膜有颗粒的患者以舌质暗红、少苔或无苔、唇色暗红或青紫多见。

5. 临证医案

王某，女，52岁，教授。主因"间断胃痛2年"为主诉就诊，现口黏口臭，胃部胀痛，情绪急躁后加重，反酸，喜食甜品，食欲好，纳食可，睡眠可，小便调，大便黏、不成形。舌质暗红、苔黄腻，唇色暗红，脉弦滑。行胃镜检查提示：慢性萎缩性胃炎，黏膜色白、有糜烂灶，有散在出血点。中医辨病辨证：胃痛，脾胃湿热、肝郁血瘀证。用药处方：竹茹12g，黄连3g，茯苓20g，陈皮12g，半夏9g，枳实15g，甘草3g，郁金12g，炒白芍15g，柴胡9g，赤芍12g。14剂，水煎服，每日1剂。服药后症状明显好转，效不更方，继服2周，随访，未有不适。

按语：患者主因"间断胃痛2年"为主诉就诊，兼有口黏口臭、情绪急躁后胃痛加重、反酸、喜食甜品、大便黏、不成形的情况，结合舌脉，中医辨病辨证：胃痛，脾胃湿热、肝郁血瘀证。治疗应清热利湿、行气活血。处方以"黄连温胆汤"加减，方中予"竹茹、黄连、茯苓"以"清热利湿化痰"，予"陈皮、半夏"以"健脾燥湿化痰"，予"枳实"以"行气除滞通便"，予"甘草"以调和诸药，予"郁金、柴胡、炒白芍"以"疏肝行气、柔肝止痛"，予"赤芍"以"凉血活血"，诸方配伍，共凑"清热燥湿、理气化痰、疏肝活血"之效，临床疗效显著。同时，我们也可以看到慢性萎缩性胃炎患者的舌象、症状及中医辨证与胃镜检查的一致性。患者慢性萎缩性胃炎病久，气行缓慢，气血难以濡养，导致血瘀证的发生，故有舌暗红、唇色暗红、胃黏膜色白的情况；患者平时情绪易急躁，气行而过，血溢脉外，胃黏膜则出现有出血点、有糜烂灶的表现。故人体胃黏膜的变化可在外在的症状、舌象、脉象等方面显现出来，根据临床的症候及舌脉变化，加减灵活运用，使得胃镜下的体现有规律可循，便于在治疗过程中作对比和观察。

二、中医诊断与病理相关性

1. 中医舌诊与病理相关性

中医望诊中"舌诊"不仅被认为是胃镜的延伸，外在舌象的变化在一定程度上也能较为明朗地反映出人体内在的状态，即胃黏膜的病理情况也能在舌象上有所体现。

多项临床研究发现，中医望诊中"舌诊"与慢性萎缩性胃炎的病理状态之间存在一定的关联性。

(1) 从舌形的角度：胖嫩舌、齿痕舌的患者，胃黏膜病理常见轻度肠化；裂纹舌的患者，胃黏膜病理常见重度肠化、中度或重度异型增生。

(2) 从舌质的角度：淡红舌的患者，胃黏膜病理常见轻度肠化；舌色红的患者，胃黏膜病理常见有幽门螺杆菌感染；暗红舌的患者，胃黏膜病理常见中度或重度肠化。

(3) 从舌苔的角度：舌苔颜色从白苔到黄苔，常提示慢性萎缩性胃炎可能由灶性萎缩到局部萎缩再到伴肠化或异型增生的病理过程，提示病邪由寒转热；剥落苔的患者，胃黏膜病理常见腺体萎缩伴中、重度肠化生甚至异性增生的情况；舌苔薄白的患者，胃黏膜病理常见轻度炎症；舌苔腻的患者，胃黏膜病理常见轻度肠化生；舌苔薄黄或黄腻的患者，胃黏膜病理常见重度炎症、幽门螺杆菌感染的情况。

2. 中医脉诊与病理相关性[53]

脉象与人体脏腑、气血的运行密切相关，因此脉诊不仅能灵活地反映疾病的进退、预后，在病理的诊断方面也有一些借鉴意义。

藏医学的临床研究发现，脉诊与萎缩性胃炎的黏膜病理之间也存在一定的相关性。脉象有衰脉、左恰、右恰的患者，可能存在幽门螺杆菌感染的情况；脉诊有沉脉、右根的患者，可能存在有胃黏膜病理有增生的情况；脉诊有实脉、弱脉、右恰的患者，可能存在胃黏膜病理有单个核细胞浸润程度的情况；脉诊有弱脉、右根的患者，可能存在胃黏膜病理有中性粒细胞浸润的情况。

3. 中医辨证分型与病理相关性

多项临床研究发现，中医证候与慢性萎缩性胃炎的病理状态之间存在一定的相关性。慢性萎缩性胃炎的患者在临床上通常分为六种证型，包括肝胃气滞型、肝胃郁热型、脾胃虚弱型、脾胃湿热型、胃阴不足型以及胃络瘀血型。其中，肝胃郁热型的患者，病理常见全胃萎缩的情况；脾胃虚弱型的患者，病理常见胃体萎缩、中度肠化的情况；脾胃湿热型的患者，病理常见全胃肠化生、异型增生、炎症重、活动性炎症重的情况；胃络瘀血型的患者，病理常见胃窦萎缩、轻度炎症的情况。

4.辨证应用

胃黏膜的病理状态与人体的外在表现有一定的相关性，从中医角度来分析。

(1)病理状态的加重：胃黏膜由萎缩到肠化至异型增生的过程，是疾病逐渐加重的过程，也是由中医上邪气由表入里，由经入络，由气分逐渐至血分的过程。疾病在表、在经、在气分时，症状较轻，气血不和，脾胃运化失常，导致痰湿等病理因素的产生，随着疾病的加重，邪气入里、入络、入血分时，伤津耗液，耗伤阴血，血行缓慢，久则积聚成瘀化毒，导致血瘀、热毒的病理因素的产生及气虚阴伤等正气的不足发生。故从肠化到异型增生逐渐加重时，舌质也由胖嫩舌、齿痕舌逐渐演变为裂纹舌；舌色也由淡红舌演变为暗红舌；舌苔的颜色也由"白苔"演变为"黄苔"，这是邪气加重的表现。

(2)黏膜活动性炎：胃黏膜出现活动性炎提示微循环的障碍和急性炎症的渗出，幽门螺杆菌是常见的引起胃黏膜炎性的病因，在中医上讲，这种状态当属邪正交争的阶段，幽门螺杆菌当属外来湿热邪气，极易生湿化热，进食的食物有刺激性或饮食不洁、进食过凉过烫等都会引起黏膜的改变，也会损伤脾胃，加之湿邪、热邪瘀滞脾胃，引起脾胃湿热证的发生，所以黏膜活动性炎症及幽门螺杆菌感染的萎缩性胃炎患者以舌色红、脾胃湿热证多见。

5. 临证医案

张某，女，61岁，教授。主因"间断胃痛、口干5年余"为主诉就诊，现常夜间胃隐痛，饥饿但不欲饮食，口干明显，纳食少，睡眠可，小便调，大便偏干。舌质暗红、少苔，唇色暗红，脉细。行胃镜检查提示：慢性萎缩性胃炎，黏膜色白，皱襞减少，未见明显黏膜出血点；病理提示慢性萎缩性胃炎伴轻度异型增生。中医辨病辨证：胃痛，胃阴不足、血瘀毒结证。用药处方：沙参15g，麦冬15g，生地12g，玉竹12g，砂仁6g，茯苓15g，白扁豆15g，太子参15g，陈皮12g，甘草3g，莪术6g，三棱6g，当归12g，白花蛇舌草15g，蒲公英12g，生姜6g。14剂，水煎服，每日1剂。服药后胃痛较前明显减轻，口干好转，效不更方，在随证在原方的基础上加减用药，间断继服5个月，后复查胃镜提示：慢性萎缩性胃炎，黏膜色较前红润，皱襞细少，未见明显黏膜出血点；病理提示：慢性萎缩性胃炎伴中度肠化。随访半年，未有明显不适。

按语：患者主因"间断胃痛、口干5年余"为主诉就诊，伴夜间胃隐痛，饥饿但不欲饮食，口干、纳食少、大便偏干的情况，结合舌脉，中医辨病辨证：胃痛，胃阴不足、血瘀毒结证。治疗应滋阴养胃、活血化瘀、解毒散结，处方以"益胃汤"加减，方中予"沙参、麦冬、生地、玉竹"以"滋阴养胃"，予"茯苓、砂仁、陈皮"以"醒脾化湿、防滋腻碍胃"，予"白扁豆、甘草、太子参"以"健脾益气、平补脾胃"，予"莪术、三棱"以"活血消癥散结"，予"当归"以"养血活血"，予"白花蛇舌草、蒲公英"以"清热解毒散结"，予"生姜"以"温补脾胃、防寒凉伤胃"。诸方配伍，共凑"滋阴养胃、活血解毒散结"之效，临床疗效显著。同时，我们也可以看到慢性萎缩性胃炎患者的舌象、症状及中医辨证与病理结果的一致性。患者慢性萎缩性胃炎病久，耗伤气血，造成气阴两伤，气血虚弱，血行缓慢，久则瘀而成癥瘕，故有血瘀而舌质暗红、黏膜失于濡养而色白，气阴亏虚而不能荣养皱襞出现的皱襞减少，久病血瘀症瘕而出现的萎缩性伴轻度异型增生的情况。故人体胃黏膜的病理状态在一定程度上可由外在的症状、舌象等方面显现出来，根据临床的症候及舌、脉变化，加减灵活运用，慢性萎缩性胃炎的治疗有逆转的参照和希望。

三、中医治疗慢性萎缩性胃炎现状亟待改善

中医治疗慢性萎缩性胃炎具有很大优势，在患者症状缓解、胃镜下表现甚至胃黏膜病理的改善等多个方面有确切疗效。但是，由于多种原因，中医治疗慢性萎缩性胃炎也存在着诸多问题，亟待改善。一是各中医药技术团队对该病的病因病机、治则治法、遣方用药等有不同的认识，尚未形成国家统一的指南用于指导治疗。二是各医疗团队多以探索为主，研究样本量小，有一定的局限性，研究结果缺乏可比性。三是中医药研究力量分散，资源没有有效整合，科研力量、技术水平不一。诸如此类等情况，致使中医药的治愈率没有到达很好的效果，治疗作用优势不突出。近几年随着国家中医药管理局不断加大投入在

"十一五""十二五""十三五"期间，加大资金投入，不断整合科研力量，对萎缩性胃炎及肠上皮化生、异型增生等胃癌前病变的研究不断深入，中医药治疗的临床疗效在不断提高。因此，我们需要继续学习并发挥中医药的优势和作用，为慢性萎缩性胃炎等胃癌前病变患者带来希望和曙光。

下篇

慢性萎缩性胃炎『一病二治』

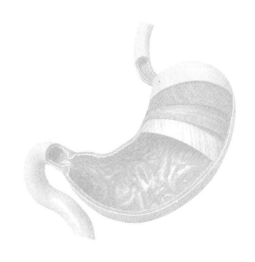

第10章 "一病二治"概述

　　李玉奇教授认为，饮食不节、寒凉不备、情志不畅、家族遗传、免疫力下降及细菌感染乃萎缩性胃炎六大成因。也有医家认为，饮食不节，肝木乘土，脾胃虚弱，疫毒（幽门螺杆菌）伤胃，是萎缩性胃炎的病因，脾胃虚弱、脾胃虚寒是萎缩性胃炎的病变之本，郁热、瘀血、疫毒是萎缩性胃炎反复之标。

　　我们的研究发现，寒凝、气滞、郁热、湿阻、血瘀、幽门螺杆菌感染、衰老所致脾虚（中气下陷），都会使脾胃脉络受损，气血失布，进而出现胃黏膜变薄、腺体萎缩、肠化生、异型增生等病理特征，患者出现隐痛、胃胀、痞满、呃逆、呕吐、嘈杂等症状，可分为六种证型组方用药，即脾胃虚弱型、脾胃湿热型、肝胃气滞型、胃阴不足型、肝胃郁热型和脉络瘀阻型。

长期以来，医家治疗慢性萎缩性胃炎，大多对证用药，以改善症状为目标，取得一定疗效，遗憾的是，绝大多数治疗难以有效阻止患者的癌变进程。统计数据显示，我国城乡居民胃癌发病率和死亡率均排列在癌谱前三位，每年50多万人死于胃癌，其中大约50%的胃癌患者有萎缩性胃炎病史，还有研究发现，病程10年以上的萎缩性胃炎患者中有10%的人罹患胃癌。正因为如此，为了提高人民健康水平，自20世纪90年代以来，国家投入大量资金、组织多位知名专家进行中医药治疗慢性萎缩性胃炎研究，1995年，中医药治疗胃癌癌前病变的临床与实验研究被列入国家"八五"科技攻关重点项目，北京中医药大学、广州中医药大学、上海第二医科大学、辽宁中医学院、北京市中医研究所五个单位参与科技攻关。虽然取得了一定的研究成果，但并无实质性突破。

北京和为中医院医疗团队，根据萎缩性胃炎的病因、病机，经过长期临床实践，总结出萎缩性胃炎的治法规律：既要调和气血，使脾胃气血升降相宜，胃气安和，改善症状；还要培土生新，活血养血，使瘀去新生，实现萎缩腺体、肠化生和异型增生逆转。调和气血与培土生新两种治法相兼而用，一病二治，方可恢复脾胃原有的生理功能，达到治疗目的。

一、"一病"，慢性萎缩性胃炎

慢性萎缩性胃炎是现代医学在胃镜下观察和病理结果的诊断，古代中医文献中缺乏针对性资料，因此中医临床认识该病，主要从症状表现上着手，运用中医学传统理论进行阐发。从临床表现看，慢性萎缩性胃炎属中医学"痞满""嘈杂""胃痛"等范畴。北京中医药大学东直门医院董建华教授、田德禄教授在"七五"期间承担了国家教委、卫生部有关本病的课题，进行了初步的临床观察和实验研究，得到初步结论，认为慢性萎缩性胃炎属中医"胃痞"之"虚痞"范畴，又称"痞满"[54]。认为"痞满"只指出了主症特点，而"胃痞"既说明了主症的特征，又指明了病位所在，故用之更为恰当。胃痞可以转成胃痛，或兼见胃痛。胃痞又有"实痞""虚痞"之分。《景岳全书》云："有邪有滞而痞者，实痞也；无邪无滞而痞者，虚痞也。"田德禄教授经过大量的胃镜观察和临床研究，认为"实痞"每由胃气壅滞，通降失司，积久化热所致；"虚痞"多由胃及脾，以中气不足、脾胃不和为表现。故认为"虚痞"实乃本虚标实，而非无邪无滞。

二、"二治"，调和气血，培土生新

1. 调和气血

气血亏虚、气滞血瘀等气血不和是发生各种脾胃病的重要因素，调和气血的目的是改变萎缩性胃炎发生和发展的基本条件，从而阻止腺体萎缩、肠化生、异型增生继续发展。

现代医学认为，幽门螺杆菌感染、胆汁反流、遗传免疫因素、年龄因素、理化因素、胃黏膜营养因子缺乏、精神因素以及高盐、过热、辛辣刺激性饮食等乃萎缩性胃炎常见的致病因素。中医学认为萎缩性胃炎的发病，或外邪内犯脾胃，或内生之邪郁结于脾胃，相互搏结而致脾胃气滞、湿阻、寒凝、热郁、血瘀、毒结，导致胃气壅滞，胃失和降；脾胃升降失常，运化失司，土壅木郁，肝胃不和；胃病日久，气阴两伤，由气及血，胃络瘀阻，瘀久新血不生，多见肝、脾、胃三者俱病。临床症见胃脘痞满，或伴疼痛、纳呆、嗳气、呃逆、口干、口苦、呕恶、嘈杂、口臭、倦怠无力、消瘦、面色灰垢无华、大便不调等。

慢性萎缩性胃炎（虚痞），病位在胃，与脾关系密切。《灵枢·五味》指出："胃者，五脏六腑之海，水谷皆入于胃，五藏六腑皆禀气于胃"，因而医家历来认为人以胃气为本，"有胃气则生，无胃气即死"。胃气的概念，归纳历代医家的论述，可以表述为四个方面，一是推动胃的运动之气；二是脾胃之气的合称，又称中气；三是水谷之气，又称谷气；四是全身之气。从狭义上讲，一是指一身之气在胃的具体体现，主要作用为推动胃的运动，完成受纳腐熟水谷的功能；二是指脾胃之气的合称，又称为"中气"，胃阴、胃阳也都是胃气的一部分，影响着整个消化系统；从广义上讲，是一身之气或正气，决定着人的肌体功能的盛衰，胃气强健，则人体生理机能旺盛，不易患生疾病。若胃气衰败，则百病丛生。《灵枢·玉版》称："人之所受气者，谷也。谷之所注者，胃也。胃者，气血水谷之海。"由此可见，胃乃多气多血之腑，胃内气血的状况如何，直接决定着胃的强盛衰弱，胃内气血功能一旦发生了障碍，那么就会发生这样或那样的病变。金元四大家之一的李东垣，擅长"补土"，并著有《脾胃论》，书中曰："夫脾胃不足，皆为血病，是阳气不足，阴气有余，故九窍不通。"日常生活中的情志不遂、饥饱失常、劳累过度、冷热失节等内外因素，都能使胃的气血功能异常，发生种种病理变化。

脾胃在生理上相互关联，胃主受纳，脾主运化，脾胃同为后天之本，气血生化之源。《素问·经脉别论》曰："饮入于胃，游溢精气，上输于脾，脾气散精，上归于肺，通调水道，下输膀胱，水精四布，五经并行，和于四时五脏阴阳，揆度以为常也。"《灵枢·决气》曰："中焦受气取汁，变化血而赤，是谓血。"脾胃是血液的生化之源。《素问·平人气象论》称"人以水谷为本"，胃受纳腐熟水谷，脾主运化水谷，二者共同作用，才能使水谷化为精微，化生气血，充养全身。可见摄入的饮食，在脾胃的共同作用下，其精微部分，化生为气、血、精、津液，散布全身，全身各脏腑、经络、四肢百骸、筋肉皮毛皆依赖脾胃所化生的气血的濡养，才能发挥生理功能。

脾胃作为人体重要的脏腑器官，对气血的生化有着重要作用。同样，脾胃气机的升降是否相宜，血液的濡润是否正常，气血是否调和，对脾胃是否能发挥正常的生理功能，保证人体的健康至关重要。因此，临床上，治疗慢性萎缩性胃炎，调和气血成为治疗的关键。气是构成人体和维持人体活动的最基本的物质，对于人体有十分重要的生理功能，主要为推动、温煦、防御、固摄、气化等作用。《难经·八难》云："气者，人之根本也。"血也是构成人体和维持人体最基本的物质之一，具有营养和滋润全身的生理功能。血还是人体精神活动的主要物质基础。生理上气和血相互关联，病理上相互影响。"气为血之帅，血为气之母"，气对血有化生、温煦、推动、统摄的作用，血则为气的载体，并给气以充足的营养。《素问·调经论》云"血气不和，百病乃变化而生"，只有气血调和，处在动态平衡状态，才能保证机体脏腑功能正常，阴平阳秘，人体才不会生病。任何疾病，尽管其病变部位和性质有所不同，但均可导致气血紊乱。两者的恶性循环，可不断加重病情，甚至导致死亡。因此调理人体气血，使气血调和，才是治疗疾病和恢复人体机能的重要方法，也是根本所在。调和气血，因此成为成功治疗慢性萎缩性胃炎的重要方法。

调和气血治法的关键是准确辨证，精准用药。萎缩性胃炎患者遵循初病在气，久病及血的规律，由气虚、气滞、气逆发展为血虚、血瘀。调和气血组方用药，以血为本，以气为用，既补气、理气，又养血、活血，使气血相生、相和，气行血畅，实现脏腑的气血动态平衡。

2. 培土生新

培土生新是遏制、逆转萎缩性胃炎发生癌变的关键所在。国医大师李玉奇教授对萎缩性胃炎进行长达三十多年研究，创立"以痈论治，祛腐生新"的科学思想，为和为医疗团队应用中药治疗萎缩性胃炎提供了极为宝贵的理论指引。

李玉奇教授以痈论治的理论，治疗必须祛瘀，破血、活血。事实上，对大多数萎缩性胃炎患者而言，仅仅破血、活血还不够。和为医院医疗研究团队，从长期医学观察和大量的临床研究结果认识到，慢性萎缩性胃炎者因饮食、情志、外邪等因素导致胃气壅滞，日久伤脾损肝，出现肝胃不和，肝胃郁热，热邪伤阴。胃气壅滞，损伤及脾，或先天脾胃虚弱，运化失司，痰湿内生，壅滞气机，可气滞血瘀，其基本病机是气阴两虚，气虚血瘀。随着病情的进一步发展，痰湿瘀热相互集结，或脾胃湿热，或肝胃蕴热，或瘀热互结,蕴结成毒。其病机虚实夹杂,本虚标实,虚表现为气阴两虚,实表现为气滞、痰湿、郁热、血瘀、毒聚,最终导致"正虚、血瘀、毒聚",这是慢性萎缩性胃炎及癌前病变的核心病机。因此,治疗上还须"扶正祛邪、标本兼治"。治疗当"益气健脾养阴"以扶正,"活血养血"以通脉、"清热解毒"以散结,方可逆转病情。犹如让枯萎的花草恢复生机,需要浇水、施肥、驱除病虫害,花草得到充足的水分、营养,不为病虫害所困,方能恢复生机。

祛腐(瘀)的目的以求生新。"修复再生"是动物细胞的特有功能,人类生命经过数亿年进化,寿命超越百年,正是由于人体细胞具有强大的修复再生功能。祛腐(瘀)生新治法,科学组方用药,为细胞修复再生创造条件。

第11章 调气机，升降相宜，使胃气安和

一、调气以和血

气机的失调，主要在升降出入的失调，一旦气机失调，病机变化多端，各种病理产物，如气、火、痰、湿、瘀又可相互为患。《素问·举痛论》云"百病生于气"；《类经·疾病类》云"气之在人，和则为正气，不和则为邪气"；朱丹溪言"气血冲和，百病不生，一有怫郁，诸病生焉"；张景岳认为一切疾病的发生都与气的生成和运行有关，在脏腑则表现为某一脏腑气的失调的各种表现。因此，气机之为病，主要在气机的升降出入失调。脾胃位居中焦，交通上下，是人体交通上下的枢纽，脾胃不通，则上下气机升降失常，从而影响脏腑功能。

　　慢性萎缩性胃炎，是临床常见脾胃病，病位在胃，其致病因素多样。在病因病机方面，或饮食不节，损伤脾胃，气滞血瘀；或忧思恼怒，情志失调，肝气犯胃，久则肝胃郁热，热灼阴伤；或寒凉不备，脾胃气机升降失常，气血失调；或毒邪外侵，感染细菌，蕴湿生毒，阻滞气机；或先天禀赋不足，脾胃虚弱，气血亏虚，无以濡养；或久病体虚，久病入络，损伤血络。不同的病因病机对应着不同的证候表现，也体现着脾胃病发生甚至加重的演变过程。从证候变化方面，初期主要为胃气壅滞、胃气上逆、脾胃湿热、肝胃郁热证候的出现，随着病情的演变和发展，逐渐出现脾胃虚弱、气阴两虚、气血亏虚、胃络血瘀证候的发生，最后进展到瘀毒结聚证候。所以慢性萎缩性胃炎的基本病机是正虚、血瘀、毒聚，是虚实夹杂的体现。"法随证立"，证的根本是病机，根据不同的病因病机，治疗上确定相应的治法；"方随法出"，根据不同的治法，选择不同的方药。辨证论治，是治疗萎缩性胃炎的精髓。辨证正确，临床上治疗效果才会显著。

1. 胃气壅滞

　　胃发生病理变化首先表现在胃气的壅滞。造成胃气壅滞的原因，临床上常见的大致有两类，一是由胃本身引起的。肠胃为市，无物不受。诸如饮食冷热不节、嗜食肥甘厚味、饥饱失常、食积壅滞于胃，抑或毒邪外侵，随饮食入胃，胃腑感染细菌，蕴湿生毒，阻滞气机。二是情绪致病。肝气不舒，木旺克土，肝病犯胃，抑或忧思伤脾，不思饮食，脾虚不运，痰湿内生，湿邪阻滞脾胃。诸如此种，均可造成胃脘部的气机失调，不得升降，出现气滞、气郁、气逆等胃气壅滞的情况。

若胃气壅滞病程较短，临床上常表现为胃脘部的疼痛、痞胀满闷、嗳气、呃逆、纳差食少、甚至恶心呕吐等症状；病情日久郁滞化热，则易出现反酸、胃灼热、口苦、便干尿赤等症状；或湿与热结，湿热内蕴，脾胃湿热，更加阻滞气机，则会出现大便黏滞，小便不利，身热不扬，身体困重，舌红，苔黄腻等症状的发生；若实证日久，阻滞气机运化，由实致虚，虚实夹杂，则易出现纳少、腹胀、便溏、四肢不温，舌质淡、舌苔腻、脉细弱等脾胃气虚的症状。如果肝气郁结而犯胃，则常伴有攻撑作痛、痛连两胁的感觉。一旦气机壅滞，则会导致血瘀、湿阻、食积、痰结、火郁等郁于中焦，导致实滞证的发生，且脾胃受损，脾胃虚弱，传化失司，升降失常，则会出现虚实夹杂证候的发生，此时病情胶着黏滞，相互影响，在治疗上比较棘手。

高士宗在《医学真传》中说："通之之法，各有不同。调气以和血，调血以和气，通也。"董建华教授在治疗胃病时也强调一个"通"字，重视脾胃病气血的调和。所以在临床中治疗胃病，常采取调气以和血的方法，通过理气、行气的调气方法达到和血的目的，实现"气行则血行"。而调气的方法也是多种多样的。

(1) 通降胃气法："六腑以通为用，以降为和"的生理特性，笔者在临床的应用中体会颇深。所谓的"通"，就是调畅气血，疏导其壅塞，消其郁滞，引导食浊瘀滞下降，给以出路。胃腑实者，专祛其邪，胃气虚者，虚中有滞，治疗上补虚行滞，不可壅补。笔者沿从学习并发展应用董建华教授治疗胃病方法，在临床治疗脾胃病方面着重疏通气机，调节气机升降，使上下通畅无阻，临床疗效显著。通降是治疗胃病的大法，在临床上根据病机变化，确定不同的治法。

① 理气通降：主要用于治疗各种原因引起的胃脘气滞

证。在临床应用中，笔者体会到，用此法的关键是要把握胃气壅滞胃脘的病机，此时胃病初期，各种病因造成气机壅滞于胃脘，表现为胃脘痞满、嗳气、恶心呕吐等症状，因未化热，尚无口苦、反酸等，气机壅滞，气滞则血瘀，影响血行，早期则可见舌质暗，舌苔薄白或微黄；或有胃脘轻微疼痛偶作，进食减少，睡眠尚可，大便不调等症状。

治疗当以"理气通降"，笔者在临床上习用董建华教授的"加味香苏散"作为基础方加减。"香苏饮"一方，来源于《太平惠民和剂局方》，原方为"紫苏叶、醋香附、陈皮、炙甘草"。在长期的临床实践中，董建华教授将此方的"紫苏叶"换成了"紫苏梗"。"紫苏叶"既可理脾胃之气，又可解表；而"紫苏梗"则有"宽中理气"之效。脾胃积滞但不兼有表证的患者，更适合用"紫苏梗"。同时，"炙甘草"性味甘，甘能令人中满，不适合中焦气机壅滞，故减去"炙甘草"。此方变化后，只有"香附、苏梗、陈皮"三味，药少量轻，不燥不腻，不寒不热，既能"理气导滞"，又能"疏肝解郁"。以此为基础，适当地加入"枳壳、大腹皮、香橼皮、佛手"等通降之品，组成治疗胃气壅滞的主方，疗效较好。方中"紫苏梗"性味辛温，入胃，有"顺气开郁、宽中和胃"之效，对治疗胃胀满有很好的疗效；"香附"性味辛、微甘、微苦、平，主入肝、脾、三焦经，其中入肝经有"解郁理气止痛"之效，在治疗胃部胀满疼痛方面效果良好；"陈皮"性味苦、辛、温，有"理气和胃、燥湿化痰"之效，是宣通气机、治疗肺胃气滞证的佳品。"陈皮"与"苏梗、香附"相配合，既能调气和胃，又可舒肝止痛。上三味药再配伍"枳壳"有"破气消积、利膈宽中"之效，既可消胃中胀满，又能通大小肠；再配伍"大腹皮"有"下气行水、调和脾胃"之效；若加入"香橼皮、佛手"二药，则有"宽胸除胀止痛"之效。以上药互相配合，可以加强"行气、和胃、通降、舒肝"的作用。

②疏肝和胃通降：主要用于治疗肝胃不和、肝胃气滞证。在临床应用中，笔者体会到五行中"相乘""反侮"病理状态的深刻含义。情志不舒，肝气郁结，木旺乘土，导致脾胃病的发生；胃气壅滞，或忧思伤脾，土壅木郁，则会出现由胃及肝的疾病状态，此两种最终都会出现肝胃同病的情况。胃病初期，肝胃不和、肝胃气滞，尚未有化热情况的发生，则表现为胃脘痞满、两胁胀满不舒、嗳气、呕恶、呃逆等症状，可见舌质暗或淡红，舌苔薄白，脉弦。

治疗当以"疏肝和胃通降"，笔者在临床上常用"加味香苏散"合"柴胡疏肝散"加减。"加味香苏散"有"和胃降逆"之功，是通降胃气的基础方。"柴胡疏肝散"出自《景岳全书》，主要作用为"疏肝理气、和胃止痛"，可治疗胸满胁胀、情志不舒等肝胃不和的症状。这个方子是由"四逆散"加"香附、川芎、陈皮"组成。其中，"四逆散"出自中张仲景的《伤寒论》，本义是治疗"少阴病，四逆者"，其病机当为少阴枢机不利，阳气郁遏在里，不能透达于四末，所致的手足不温或手指头微寒的情况，治疗宜"舒畅气机、透达阳郁"。《伤寒括要》则将"四逆散"用于治疗肝气郁结、疏泄失常、木来乘土造成的肝胃气滞证。在后世的应用中，"四逆散"逐渐发展为"透邪解郁、疏肝理脾"的常用方。"四逆散"是由"柴胡、枳实、芍药、炙甘草"四味药组成，方中"柴胡"主入肝、胆经，有"疏肝解郁、和解表里"之效，"白芍"有"养血柔肝"之效，此二药合用，既可补养肝血，又可调达肝气；"枳实"能"行气通滞"，与"柴胡"相伍，升降相宜，增加了舒畅气机的力量，"甘草"调和诸药，又可与"芍药"相伍，起到"酸甘化阴、缓急止痛、养血柔肝"之效。"四逆散"加"香附、川芎"组成"柴胡疏肝散"，方中"香附"，归肝、脾、三焦经，主入肝经，具有调畅三焦气机之功，"川芎"主入肝经，《本草汇言》称其能"下调经水，中开郁结"，为血中之气药，有"行气通滞、活血止痛"之效。遂本方对于肝胃不和、胃气壅滞的胃病较为适合，可调和肝脾，舒畅气机，升降同用，调气为主，气血并调，从而达到调和气血的目的。

(2) 清降胃气法：各种病因造成的胃气壅滞，若不能及时疏利，则胃气壅滞日久，则郁而化热。热邪若与湿合，化生湿热，则病程缠绵，病情难愈，变生他病。田德禄教授作为董建华教授的弟子，深得董老的学术精髓，在长期的临床实践中发现，随着改革开放的深入，人们生活水平的不断提高，饮食肥甘厚味者增多；抑或生活节奏快，工作压力大，精神紧张；抑或缺乏运动，妄自作劳等，终可累及肝肾，导致气滞、化火、湿阻、食积、成瘀、蕴毒，使胃病表现出复杂的中医证候，多实、多滞、多湿热，久病则因实致虚，虚实夹杂，所以临床上以肝胃郁热、脾胃湿热、湿实热瘀为主要特征表现。针对多种病因造成的慢性萎缩性胃炎的复杂证候，田德禄教授与时俱进，传承创新，据此形成了指导治疗脾胃病的新理论"清降理论"，笔者也沿从学习田德禄教授的"清降理论"，并将其应用在临床中，疗效显著。

① 清肝降胃：主要适用于肝胃郁热证。患者平素情志不遂，肝郁日久，或肝胃气滞，肝胃气郁，临床上因肝郁而造成的肝胃不和所致胃病，日久容易化热，所以在临床上常表现为胃脘痞满，胸胁胀满窜痛，纳差、口苦、反酸、胃灼热、胁痛、急躁易怒、不易入睡、大便干燥等症，也常见舌边尖红，舌苔薄黄，脉弦滑数等舌脉之象。

治疗当以"清肝除热、降逆和胃"。笔者在临床上习用"化肝煎"及田德禄教授的"实痞通"作为基础方加减。其中，"化肝煎"源自《景岳全书》，是由"青皮、陈皮、芍药、牡丹皮、炒栀子、泽泻、土贝母"七味药组成，方中"青皮"主入肝、胆、胃经，有"疏肝破气，消积化滞"之效，"芍药"主入肝、脾二经，有"平肝止痛、养血调经"的功效，此两味药对于缓解胸胁部胀满疼痛具有很好的疗效；予"牡丹皮、炒栀子"以"清泻肝火"，予"泽泻"以"化湿泻热泄浊"，予"土贝母"以"清热散结、佐金平木"，予"陈皮"以"理气健脾、燥湿化痰"，诸药配伍，共起"清肝解郁、疏肝止痛"之效，遂患者胃脘部灼热疼痛、烦热易怒的症状也会随之缓解。"实痞通"为田德禄教授自创方药，方中常予"紫苏梗、醋香附、陈皮"以"疏肝行气和胃"，予"清半夏、炒枳实"以"降胃消痞化滞"，予性味甘淡之"茯苓、薏苡仁"以"健脾利湿除热"，予性味苦、微寒之"连翘"以"清热解毒、消肿散结"，予"焦三仙"以"健胃消食除滞"，诸方配伍，共奏"消食导滞、清化湿热、化瘀解毒"之效，对临床上因脾胃湿热、肝胃郁热、食积化热证而出现的胃脘痞满、口苦、口干、胃灼热、反酸、纳差，或两胁不适、攻撑作胀、大便黏滞不畅或排不净感，舌质暗红，或边尖红、苔黄腻或黄白相间等症状的缓解和改善有着较好的疗效。"化肝煎"和"实痞通"二方合用，使得肝热得清，胃气和降，有"清肝化热、降逆和胃"之功，笔者在临床上以此作为"清降治法"的基本方，当然也根据患者具体病情变化而随证用药。若肝胃热盛，病在气分者，多加"蒲公英、黄芩"，病入血者，多用"连翘、土贝母"。反酸、胃灼热明显者，乃肝热所致，宜加用"左金丸"以"清肝化热"，方中"黄连"性寒味苦，主入心、胃二经，清心火以泻肝火，用量一般为10g；"吴茱萸"性味辛温，辛能散能行，入肝经，同时又是治酸之佳品，用量一般为5g，此用量及比例取其"辛开苦降、消散结节"之用。秦伯未先生就曾在《谦斋医学讲稿》中就此做过精彩分析，认为："黄连主要作用应在于胃。黄连本能苦降和胃，吴茱萸亦能散胃气郁结，类似泻心汤的辛开苦降，故吞酸兼有痰湿黏涎者，酌加吴茱萸用量，效果更佳。"若胃气壅滞，气滞血瘀；或郁而化热，热邪煎灼阴液，因热而瘀，临床上以瘀热证表现明显者，多加用"丹参、赤芍、三七粉"以"清热凉血活血、养血和血"。

② 清胆和胃：主要适用于胆热犯胃证。若胃气壅滞，湿邪内生，抑或脾失健运，湿邪郁遏，湿邪遏久郁而化热，形成湿热之邪阻于少阳胆与三焦，可使气机的升降出入失常，胆中相火犯胃，胆胃不和，此为胆热犯胃证。临床上常可见到脘痞胁胀、疼痛、干呕呃逆、口苦、口干，或伴有吐酸苦水、嗳气、呃逆、眠差等症状。也可有舌质红、舌苔黄白相间或苔薄黄腻，脉右滑左弦或数的舌脉之象。

在治疗上当以"清胆利湿，和胃化痰"，笔者在临床上常用"实痞通"合"蒲公英、黄芩、青蒿"或"蒿芩清胆汤"加减。其中，"蒿芩清胆汤"出自《重订通俗伤寒论》，由"青蒿、黄芩、枳壳、竹茹、陈皮、半夏、茯苓、碧玉散（滑石、甘草、青黛)"10味药物组成,方中予性味苦、辛、寒之"青蒿"和性味苦寒之"黄芩"共同为君,共起"辛香透热、透中兼清、清热燥湿"之效;予"竹茹"以"化痰止呕、清胆胃之热";予"枳壳"以"下气宽中、除痰消痞";予"半夏"以"燥湿化痰、和胃降逆";予"陈皮"以"理气化痰、健脾燥湿";予"茯苓、碧玉散"以"清热利湿祛邪",使热邪从小便而出,诸药配伍,使少阳胆热得清,中焦痰湿得化,则胃气得和。笔者在临床辨证治疗过程中,也常加性味苦、甘、寒之"蒲公英",因"蒲公英"主归肝、胃二经,善于清热解毒、消痈散结,又可清热利湿,在治疗胆热反胃、胆胃郁热时,常常配伍使用。

③清热化湿,和胃降逆:主要适用于脾胃湿热证。若脾胃病程日久,多郁而化热;或肝胃郁热,胃中积热;或脾失健运,或气机壅滞,湿邪内生;湿邪与热合,湿热留恋中焦。湿热为患,最易留恋中焦,伤及脾胃,或湿重于热,或热重于湿,均可使脾胃气机升降失常。临床上症见胃脘痞满、早饱、纳差、呕恶,伴有头身困重、口苦、嗳气、嗳腐吞酸、口臭口黏,或大便黏滞不畅,或便秘、小便不通畅等症,也可有舌质暗红,以黄白相间腻苔或黄腻

苔为主等湿热之邪重的表现。

治疗当以"清热化湿，和胃降逆"。湿为阴邪，重浊黏滞，热被湿裹，如油裹面，缠绵难消。朱丹溪认为："治湿不利小便，非其治也"，叶天士也提出治湿热病之湿宜"通阳"，指出"通阳不在温而在利小便"。湿邪与热邪之间相互影响，热邪当清，清热则易碍湿；湿邪当化，若辛温之药化湿，则会加重热邪。因此，在治疗脾胃湿热时，选药组方上要充分考虑到湿热病的特点。笔者在临床治疗时常在"实痞通"方的基础上，根据湿热之邪轻重不同，合方用药。若湿热并重者，常合用王孟英的"王氏连朴饮"加减，方中予二两"芦根"为君药，既可清胃中之热、止呕除烦，又可使湿邪从小便而出；予"黄连"以"清热燥湿"；予"半夏、厚朴、石菖蒲"以"芳香化湿、消痞除满"；予"栀子"既可清胸中郁热，又可导热从小便而出。若湿热并重，且热聚成毒、颐咽肿痛者，合用"甘露消毒丹"加减，方中予"滑石"以"清热利水渗湿"，予"茵陈"以"清热利湿退黄"，予"黄芩"以"清热燥湿、泻火解毒"，予"石菖蒲、藿香、白豆蔻"以"行气化湿、健脾和中"，予"木通"以"清热利湿通淋"，导湿热之邪从小便而出，增强"清热利湿"之力，予"连翘、射干、贝母、薄荷"以"清热解毒、散结消肿、利咽止痛"，此方同时重用"清热解毒"与"化湿燥湿、利湿"之药，对于湿热并重、热聚成毒的患者临床疗效较好。若胃肠湿热结聚，大便黏滞不畅，腑气不通者，加用"虎杖"以"清热利湿、泻热通便"。若湿重于热者，治法当"辛宣芳化"，一般不需清热解毒、清热燥湿的药，可酌情选用性味甘淡凉寒的利小便药或导热下行的药，使湿热之邪从小便而去。这种清热解毒、清热利湿与通降胃气之药合用的治疗方法，符合当代脾胃病的发病特点，临床应用于"胃痞"中的"实痞"，通过治疗使湿去热清，脾胃相合，胃气和降。

④ 消积化热，降胃导滞：主要适用于食积化热证。现代社会，随着人们物质生活水平的提高，饮食方式的改变，高热量、高脂肪饮食以及辛辣煎制饮食增多，加之饮食不节、不洁等多种因素均会损伤脾胃。缺少运动，脾运不化，饮食积滞难消，久积化热。在临床上常见脘腹痞满、饱胀、早饱、嗳腐口臭，或呕恶，矢气臭秽，大便不调，或有不消化食物等症，也可有舌质暗红、舌苔厚腻或薄黄腻，脉弦滑或数的舌脉之象。

治疗当以"清热消积、理气和胃"。笔者在临床上常用"实痞通"合"黄连、栀子"或"加味保和丸"加减，但在用量方面较"加味保和丸"的清降之力重。方中予"连翘、栀子"以"清食积所化之热"，用于食积化热明显，若积热不重，可减少栀子用量，若食积化热与湿邪相加为患，舌苔黄腻者，则加"黄连"5～10g 以"清热燥湿"；予"黄连、半夏"相伍以"辛开苦降、清热解毒散结"，予"焦三仙、枳实、薏苡仁"以"健胃消食、行气除滞"，增加胃肠动力，导滞下行，予"炒白术、厚朴、枳实、枳壳、陈皮、茯苓"以"理气和胃、燥湿化痰"。

2. 胃气上逆

"六腑以通为用，以降为和"，胃为六腑之一，应以"胃气下降"为顺，促进胃肠向下蠕动，排除体内的糟粕，维持脏腑功能的正常。"胃气上逆"主要是指胃的气机逆转向上引发的病证，其病位在胃腑，可由胃腑自病而成，也可以由其他脏腑影响所致，与外感邪气、饮食失节、痰饮内停、情志失调、脾胃虚弱等多种因素均有关，当然胃气上逆的病因也有虚实寒热之分。

若胃气上逆，临床常表现有恶心、呕吐、嗳气、呃逆、纳差等情况，也多伴有胃脘部痞满、腹胀、大便不畅等症状。胃气上逆，在脾胃病中是较为常见，治疗胃气上逆要找准病因病机，因症而施方，但不能脱离胃以降为顺，以降为和的总则。

临床上，笔者常常以董建华教授的"加味香苏散"为基础方，根据病因病机的、寒热虚实的不同，常常合并"小半夏汤""旋覆代赭汤""丁香柿蒂汤""橘皮竹茹汤"等加减进行辨证加减用药，临床疗效显著。

(1) 温中散寒，和胃降逆法：主要适用于实寒客胃导致的胃气上逆证。天气寒冷，寒邪直客胃腑；抑或喜食冰凉食物，寒邪直中胃腑，此均可导致寒邪袭胃。而"寒"主"收引、凝滞"，使气血凝滞拘挛，不通则痛，遂在临床上常见患者突发胃部拘急疼痛，疼痛拒按，恶寒喜暖，得热则胃痛症状缓解，得寒则胃痛症状加重，口淡不渴，喜热饮，常伴恶心、呕吐等症状，也可有舌质淡、舌苔薄白，脉弦紧的舌脉之象。

治疗当以"温中祛寒、降逆止呕"，笔者在临床应用时常以"加味香苏散"＋"吴茱萸汤"＋"小半夏汤"＋"刀豆子"加减使用。其中，"吴茱萸汤"出自《伤寒论》，其证有三：

一为阳明寒呕，二为厥阴头痛，三为少阴吐利；但病机均为寒邪上犯胃脘所致。胃脘受寒，气机失调，胃失和降，出现"呕吐涎沫，食谷欲呕、嗳气、下利"等症。方中予性味辛热之"吴茱萸"，既能"温胃散寒、降逆止呕"，又可"温暖肝肾而助阳"；予性味辛温之"半夏"和"生姜"，增强"和胃止呕降逆"之疗效。其中，生姜是止呕的圣药，在发挥降逆止呕的作用时用量宜大，吴茱萸汤中"生姜"的用量为六两，现代临床中，生姜的用量至少为15g才能缓解胃寒呕吐的症状。方中"刀豆子"性味辛温，"降逆止呃"的效果好，不论寒热虚实证，皆可配伍使用。若胃寒较重者，常加"丁香、柿蒂"以"温中散寒、降逆止呃"，亦可选加"降气止痛"效果明显的"沉香"。

(2) 消食导滞，和胃降逆法：主要适用于食滞胃肠证。"饮食自倍，肠胃乃伤"，饮食不节，或暴饮暴食，损伤脾胃，使胃腐熟水谷、脾运化水谷能力降低，食物难以被腐熟，积滞胃脘，所以在临床上常见胃脘部、腹部痞满不适，嗳气频作、吞腐嗳酸、不欲饮食、口臭、恶心、大便不通或酸臭等，常伴呕吐、吐酸、胃部嘈杂感等症状，也可有舌苔厚腻、脉滑的舌脉之象。

治疗当以"消食导滞、降逆和胃"，笔者在临床上常以"保和丸"进行加减运用。"保和丸"出自《丹溪心法》，有"消食化积、理气和胃"之功，是治疗一切食积轻症的常用方。方中予"山楂"为君药，可消一切饮食积滞，尤其善于消化肉食、油腻之积滞；予"神曲"以"消食健脾"，善于化酒食、陈腐之积滞，予"莱菔子"以"消面食、痰气之积"；予"陈皮、半夏"以"行气化滞、和胃止呕"；予"茯苓"以"健脾利湿和中"；因食积易于化热，加"连翘"既可"清食积之热"，又能"散结消积"。本方是以"消积"为主，是"治标"的良剂，若患者有胃气上逆明显的症状，可在此方的基础上加大"降逆和胃"的药物，如旋覆花、代赭石、刀豆子、苏子等；若饮食积滞，脾运不及，湿邪中生，易与食积所化之热相合为患，病程缠绵，遂患者常有"吞酸嗳腐、胃灼热"的症状，且可见"舌质暗红、舌苔黄腻，脉滑数"的舌脉之象，此时，可加"黄连、吴茱萸、厚朴、芦根"，既可"清热化湿"，又可"降逆制酸"，其中，"黄连10g、吴茱萸5g"的用量疗效明显；若饮食食积化热，湿热气郁，阻滞胃肠，气机升降失调，则会出现"大便干燥或不畅"的症状，可加"虎杖、栀子"以"清热解毒、通腑泻热"，以助湿热毒邪从下而解；若湿热食积明显者，临床可见胃脘痞满、嗳气、呕恶、脘腹胀痛，小便色黄而少，大便秘结或下痢泄泻，舌苔黄腻，脉沉有力的症状。则可选用李东垣《内外伤辨惑论》中的"枳实导滞丸"加减，"枳实导滞丸"较"保和丸"相比，"消食导滞、清热利湿"的力量较强，方中予"黄芩、黄连"以"清热燥湿、厚肠止痢"，予"大黄"以"攻积泻热"，使积滞从大便而出。"枳实导滞丸"合"保和丸"二方合用，可使胃肠食积消，湿热化，浊气下行，清气上升，胃气安和。俞根初在《重订通俗伤寒论》中，也有一个"枳实导滞丸"，主治温病热证而有里滞者，临床见"胸腹灼热、恶心呕吐"等胃气上逆的表现，用药虽有差异，但病因病机相同，治法相同，临床也可选用加减。

(3) 降逆化痰，益气和胃法：主要适用于胃虚痰阻证。平素胃气虚弱，痰湿内生，阻滞气机，升降失常，可致胃气上逆；抑或平素外感风寒，本应祛风解表，反用苦寒泻下，失治误治，损伤胃腑；或素体胃气不足，脾胃虚弱，痰气交阻。一旦胃气损伤，气机升降运化失常，则津液不得转输而凝聚为痰，痰浊阻于中焦，反之更加阻滞气机，痰气交阻与中焦，而成心下痞，所以在临床上常表现为胃脘部痞闷、胀满、纳食差、嗳气、呃逆、恶心、呕吐，舌苔白腻，脉濡缓或滑等症状。

治疗当以"降逆化痰、益气和胃"。方用《伤寒论》的"旋覆代赭汤"加减。此方本义是治疗太阳伤寒，失治误治，损伤脾胃，运化失司，气机升降失调，痰气交阻于心下的心下痞证。在临床上，或外感，或内伤，或情志所致的损伤脾胃，导致脾胃虚弱，运化失司，痰湿内生，痰气交阻，形成心下痞的胃痞病，皆可参照应用。"诸花皆升，旋覆独降"，方中予性味苦辛咸温之"旋覆花"为君药，其归属肺、脾、胃、大肠经，其性主降，具有"降气、消痰、行水、止呕"的功效，更擅长"降逆止呃"。予金石类药物"代赭石"，质重坠降，此两药合用，"降逆止呃"的作用较强，临床上对呃逆的效果较明显。若胃气虚者，代赭石的用量要小，原方为一两，现在可用3g，或旋覆花与代赭石之比为3∶1。方中予"半夏、生姜"以"降逆和胃止呕"，其中生姜用量较大，原方为5两，现在可用15g，作用更著，予"人参、炙甘草、大枣"以"甘温益气、健脾养胃"。若胃气不虚者，可减去"人参、大枣"。

若胃气虚寒者，气虚则湿滞，虚寒则湿生，痰湿中阻，气机失调，胃失和降，胃气上逆。临床上可见胸脘痞满，呃逆不已，呃逆声音低沉，舌质淡、苔薄白或白腻，脉沉迟或沉濡滑。治疗当以"温中益气、降逆化痰止呃"，临床上可选用"丁香柿蒂汤"合"旋覆代赭汤"加减，以增强疗效。方中予性味辛温芳香之"丁香"为君药，既能暖脾胃又可行气滞，尤其擅长降逆，是"温中散寒、降逆止呃"的要药；予性味苦平之"柿蒂"以"降胃气、止呃逆；予"生姜"以"降逆止呕、温化寒痰"；予"人参"以"补脾胃之气虚"；予"旋覆花"以"消痰降逆止呃"。

若胃中虚热者，亦可使胃失和降，胃气上逆。临床上可见嗳气、呃逆、呕吐、口干、舌红，脉虚数等热象，治疗当以"清胃降逆、和胃止呕"。胃虚宜补，有热宜清，若因胃虚有热，气机上逆者，则用"橘皮竹茹汤"以"降逆止呃、益气清热"。方中予性味辛苦温之"橘皮"以"行气和胃止呃"；予性味甘寒之"竹茹"以"清热化痰、除烦止呕"，予"人参"以"益气补虚"；予"生姜、竹茹"以"和胃止呕、清热化痰"，此二药合用，使得清中有温。诸药合用，能补胃虚，清胃热，和胃降逆止呕，且补而不滞，清而不寒，对于胃虚有热的"呃逆、干呕、呕吐"等病证，临床效果较好。若病情进一步发展，内陷之邪热与脾胃化生之痰湿相合于心下，则会导致"胃脘痞满、按之则痛，或呕吐，或嗳气，苔黄腻，脉滑数"等病证的发生，可用"小陷胸汤"加"橘皮、竹茹"加减应用，方中予"瓜蒌"以"清热化痰"，既能除胸中之痰热，又可利气散结；予性味苦寒之"黄连"以"清热燥湿"；予"半夏"以"祛痰降逆"；予"橘皮、竹茹"以"清化热痰、降逆止呕"。诸药合用，共起"清热化痰、降逆止呕、消痞散结"之效。

(4) 辛开苦降法：适用于寒热互结证。若嗜食肥甘厚味，脾胃化生湿热；或情志化火，与湿相合；或脾胃病日久，蕴湿成热，湿热胶着，寒热互结，气机壅滞，升降失常。临床上常见患者胃脘部痞满而不痛，或呕吐，或肠鸣下利，口干不渴或喜热饮但不多饮，进食生冷食物则不舒，舌苔黄腻等症状。

治疗当以"辛开苦降、化痰消痞"。因脾胃损伤，则患者表现为"胃脘部痞满"；胃为阳土，胃宜降则和，其气主降，阳明热盛，胃气不降，气机上逆则表现为"呕吐"；脾为阴土，脾宜升则健，脾湿下流，脾气不升反降，则表现为"肠鸣下利"；阳明胃热，太阴脾寒，寒热互结，中焦气机壅塞，不能上下交泰。方用《伤寒论》的"半夏泻心汤"加减。方中"半夏"性味辛温，"干姜"性味辛热以"温中散寒"，"黄连、黄芩"性味苦寒以"泻热开痞"，这四味药配伍，味辛可散可升，苦味可降，共同组成"辛开苦降、升降气机"的药对；方中予"人参、甘草、大枣"以"健脾益气"。若患者以湿热证表现为主、虚证不显者，可不用"人参、甘草、大枣"等补益之剂，以防碍胃，加重气机壅塞。后来之医者，在临床上广泛使用，辨证加减，用于"中焦寒热互结、气机升降失调"诸证。在笔者临床使用上看，"香苏散""实痞通"偏重病位在胃，以"理气通降"为主。若土壅木郁，影响到肝，则兼加以疏肝理气的药物；脾胃湿热者，可加清化湿热的药物；"柴胡疏肝散"偏重在肝胃不和、肝胃气滞，以"疏肝理气"为主，兼加和胃降逆的药物；"半夏泻心汤"偏重在脾胃，以"寒热错杂、中焦湿热、气机壅滞"为主，能够"辛开苦降、升降气机"，在临床使用中需紧扣病机，辨证使用。

3.脾胃虚弱

对于实证日久，阻滞气机运化，由实而致虚，出现脾胃虚弱所造成的"虚痞"。治疗上法当补气，但从临床看，脾胃虚弱多夹杂"食积、气滞，痰湿、瘀血"等病理因素，表现为"虚实夹杂、本虚标实"。那么为什么说"虚痞"乃"本虚标实"呢？这与脾胃的生理、病理特点密切相关。

首先表现为由胃及脾。"胃为阳土，为多气多血之腑"，因此胃腑的病变易受到气血的影响比较多，或胃气壅滞，气机升降失调；或气机壅滞，"气有余便是火"，气郁化火，热灼津伤，胃阴亏虚，胃腑失养；或胃气壅滞，影响血运，血行不畅则气滞血瘀。"脾胃互为表里，以膜相连"，生理上相互关联，病理上相互影响。因此，胃病日久，失治误治，常常由胃及脾，由表及里，出现脾脏的病变。"脾为阴土，脾主运化，脾主升清"，如果脾脏受邪患病，则化源不足，脾气虚弱，中气不足。进一步发展，则脾阳受损，中阳不振。此时，胃病表现为胃气壅滞、气郁化热、热灼阴伤、气滞血瘀等实证；脾病则表现为中气不足，中阳不振等虚症。脾胃同病，本虚标实。其次，亦可由脾及胃。若先天禀赋不足，或劳累伤脾，脾胃虚弱，脾失健运，则水湿内生，湿聚成痰，阻滞气机，化源匮乏，可见气血不足。若气机壅滞，或致气血瘀滞，或致痰湿中阻，或此时复感六淫邪气，或饮食伤胃，或情志内伤。病情变化多端，由虚及实，由脾及胃，虚实夹杂，本虚标实，脾胃同病。

所以慢性萎缩性胃炎（虚痞）以"虚实夹杂"的复杂证候为主要表现，"虚"重在脾胃气（阳）虚、阴虚；"实"重在气滞、血瘀、湿阻等，病变以胃为中心，与肝脾二脏关系密切，可影响及肾[54]。在临床上常有胃脘痞闷感、胃部胀满时减，喜温喜按，口干，纳食少，不欲饮食，身倦乏力，少气懒言，大便溏薄、舌质淡、舌苔薄白，脉沉弱等脾胃虚弱的症状，亦可伴有胃部胀痛或刺痛感、舌质暗红或有瘀点，舌苔厚腻等气滞、血瘀、湿热证的证候表现。

在临床治疗上，笔者常沿袭田德禄教授治疗"虚痞"的思路和方法，用"甘平养胃""甘寒益胃""甘温健胃"三个经验方，在治疗脾胃疾病，尤其是慢性萎缩性胃炎的治疗方面，疗效可靠[55]。

(1)甘平养胃法：主要适用于脾胃气虚证。对虚寒之象不明显的"虚痞病"，临床上常症见胃脘部痞满不痛，进食生冷饮食物则不舒，口淡不渴，纳差，进食后胃脘痞闷加重，腹胀，大便尚调或不畅，四肢倦怠乏力，舌质淡，舌苔薄或薄腻，脉细弱等证。气虚则无以推动血液运行，气血不能充分濡养胃黏膜的细胞、组织，最终造成胃黏膜的萎缩。

治疗当以"甘平养胃"。此时的补益不可过于甘温，防止甘温化热，出现中气满闷、邪实积聚的情况，故补气当选用性味甘平的补益药味，像"太子参、灵芝、仙鹤草、茯苓、白扁豆"等药，通过补气以推动气血的运行，达到补气以和血的效果。尽管使用性味甘性平的补益药物，但也要注意不可壅补，要始终把握"胃主通降，以通为补"的原则。通降胃气，以田德禄教授的"理气消胀合剂"为基础方，方中予"紫苏梗、紫苏子、醋香附、陈皮、清半夏、枳实、薏苡仁"等均可"和降胃气、消痞除满"；予"茯苓、薏苡仁、白扁豆"可"健脾利湿"，从而使脾气健运。脾胃虚弱，运化失司，饮食积滞，则会出现"纳食差、腹胀"的症状，方中予"焦三仙"以"健胃消食"。气虚气血生化乏源，气血两虚，气虚不能推动血液运行，则会导致气虚血瘀证的发生，可见舌淡暗，予"当归、川芎"等以"补血和血、行气活血"。萎缩性胃炎的患者，若胃镜下见黏膜苍白、血管显露、黏膜不平或颗粒状、黏膜糜烂等，或病理见肠上皮化生、非典型增生等，可加大"活血化瘀破瘀"的药物，如莪术、三棱、三七、生蒲黄等。若湿气偏重，舌苔白腻者，可加大"利湿健脾"之药，予性味甘淡之"通草、猪苓"以

"清热利湿通淋"，予"砂仁、藿香"以"芳香化湿"。若头痛昏蒙者，可予"石菖蒲"以"芳香开窍化湿"。若有胃阴损伤、病情轻微者，可见舌苔有裂纹，予"百合、乌药"以"养阴益胃、理气和胃"。

(2) 甘寒益胃法：主要适用于胃阴损伤证。或因外邪伤阴，或见郁热日久伤阴，而见胃阴损伤，临床上常症见：胃部痞满不明显，饥饿但不欲饮食，胃痛隐隐，胃部灼热感，心烦，手脚心热，舌质淡红，舌苔少、有裂纹，睡眠易醒不实，大便干燥等症状。此乃郁热日久伤阴损津的胃虚热证，胃腑阴液亏虚，不能濡养细胞组织，日久会造成胃病加重，亦可郁热煎灼阴液，可因热导致血液黏稠，流动缓慢，瘀阻胃络，最终形成慢性萎缩性胃炎。胃镜下可见胃黏膜红白相间、以白为主，或黏膜苍白，黏膜皱襞变平或消失。病理可见到胃黏膜萎缩、固有腺体减少。

治疗当以"养阴益胃"，可用"益胃汤"加减，常用予"百合、北沙参、麦冬、石斛、玉竹"等清补之品以"补养胃阴"，不宜用滋补之药物，以防滋腻而敛邪。若胃阴损伤，日久及肾，则易出现"腰酸膝软"的症状，补益亦不可滋腻，可加"生地黄、石斛、女贞子、旱莲草"等清补之品。

即使清补之品，在临床上也要中病即止，不可过用，以免出现"胃脘、腹部膜胀、大便稀溏"等滋腻不化的症状。在同时补益之时，要酌加"降气和胃而不燥"之药，如苏梗、厚朴花、佛手、香橼、预知子、枳实等。因血热而致瘀者，治疗当以"凉血活血"之品，如丹参、赤芍等。若郁热瘀阻者，日久耗伤正气，出现脾胃气虚，治疗时酌加益气之品。若胃热阴虚、气阴两伤者，补益应以"甘凉"或"甘平"之品，如西洋参、太子参等，不宜用性味"甘温"的"人参、党参、黄芪"等，以免甘温化热，更伤阴液。

(3) 甘温健胃法：主要适用于脾胃虚寒证。因外感、饮食、情志等由胃及脾，由实而致虚；或因先天不足，劳累伤脾；或久病正气不足，由脾及胃，最终导致脾胃两伤，脾胃虚弱，虚寒内生，中阳不振。临床上常有胃脘痞满不痛或隐痛，进食生冷饮食则不舒或加重，喜温喜按，口淡不渴，或渴喜热饮，纳差，腹胀，便溏，四肢倦怠乏力，手脚不温，舌淡，苔薄，脉沉细弱等症状表现。气虚推动血液运行无力，虚寒内生，寒凝而易致血瘀，血液涩滞不行，胃黏膜失去气血濡养。此证虚实夹杂，虚寒并存，脾虚及阳，脾胃虚寒。

治疗当以"补气以温中，散寒以止痛"。"内生之寒，温必兼补"，方可选用"党参、白术、黄芪、炙甘草"等甘温健脾益气药，抑或"黄芪建中汤"加减，以达到"补气温中和血"的效果。"黄芪建中汤"重在温养脾胃，是由"黄芪"加"小建中汤"组成，方中予"黄芪"以"补气健脾"，与"饴糖"相合有"甘温益气、温中补虚、缓急止痛"之功，与"桂枝"相合有"温阳化气"之效，方中予"芍药"倍"桂枝"意在"温中缓急"。脾胃虚寒之证，在临床上较少见，这与现代人物质生活极大丰富，衣食住行条件极大改善有关，临床上见到的多为"虚实夹杂、寒热错杂"的病证。如果胃病治疗不及时，或失治、误治、治不如法，也会形成"寒热错杂"的证候，临床上常见症：胃脘部痞硬，干噫食臭，腹中肠鸣下利，舌苔黄白相兼者，可予"生姜泻心汤"合用以"辛开苦降、和胃消痞"。

二、临证医案

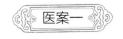

付某，男，50岁。2019年4月22日初诊。患者主因"间

断胃部胀满3月余"为主诉就诊。现患者胃脘部痞满，饭后胃脘满闷症状加重，有时嗳气，无反酸及胃灼热，无口苦，纳差，睡眠尚可，小便可，大便不成形，黏滞不爽，每日1次。近来应酬多，饮食不节制。舌质暗红，舌苔薄黄腻，脉弦细滑。西医诊断：慢性胃炎；中医诊断：胃痞病，辨证分型：胃气壅滞证。治法：和胃降逆、消积导滞。用药处方：紫苏梗10g，制香附10g，陈皮10g，清半夏10g，黄连6g，厚朴6g，茯苓15g，炒枳实15g，炒薏苡仁30g，焦四仙各10g，威灵仙10g，木香10g，砂仁（后下）3g。7剂，水煎服，每日1剂，分2次，早晚饭后2h各服一次。

2019年4月29日二诊。患者服药后胃脘部痞满较前减轻，饭后饱胀满闷感减轻，现口干，稍口黏，纳食较前好转，睡眠尚可，小便调，大便渐成形，黏滞不爽症状好转。舌质暗红，舌苔薄黄，脉弦滑。用药处方：紫苏梗10g，制香附10g，陈皮10g，清半夏10g，黄连6g，厚朴6g，茯苓15g，炒枳实15g，薏苡仁30g，焦四仙各10g，木香6g，砂仁（后下）3g，藿香10g，佩兰10g，秦艽10g，生薏苡仁30g。14剂，水煎服，每日1剂，分2次，早晚饭后2h各服一次。

2019年5月14日三诊。患者服药后胃脘部痞满症状不明显，无饭后饱胀感，无反酸及口苦，口干不黏，四肢末端欠温，纳食较前好转，睡眠尚调，小便调，大便通畅，每日1次。舌质暗红，舌苔微黄，脉弦细滑。用药处方：紫苏梗10g，制香附10g，陈皮10g，清半夏10g，连翘15g，茯苓15g，炒枳实15g，薏苡仁30g，焦四仙各10g，砂仁（后下）3g，秦艽10g，生薏苡仁30g，鸡血藤15g。7剂，水煎服，每日1剂，分2次，早晚饭后2h各服一次。

按语：患者因应酬较多，饮食不节，胃肠积滞，造成胃气壅滞，气机升降失调，故胃脘痞满，饭后满闷，纳差。胃气上逆则嗳气。无反酸及胃灼热，无两胁不适，说明病位局限于脾胃，未及肝胆。胃脘腹胀满、纳差、大便不成形是脾气虚弱的表现，说明脾胃俱伤。脾胃损伤，运化失职，湿邪内生，胃肠食积湿邪瘀滞，故舌暗，苔薄黄腻，脉弦细滑，大便黏滞不爽。本病证属胃气壅滞胃肠，治疗当"和胃降逆、消积导滞"。方中予"苏梗、香附、陈皮、厚朴、枳实"等药以"疏利脾胃气机、通降胃气"，予"焦三仙"以"消食健胃"，予"焦槟榔、木香"以行胃肠气滞，湿邪食积化热予"黄连、厚朴"以"清热化湿除滞"，予"砂仁"以"芳香化湿、醒脾开胃"，予"茯苓、炒薏苡仁"以"健脾利湿、以助行气"，"威灵仙"性味辛温，既可外祛风湿通经络，又能内消痰水，现代药物研究可使胃食管蠕动节律增强，田德禄教授把"威灵仙、秦艽"作为二线胃肠动力药使用，临床疗效好。二诊时，加"藿香、佩兰"加强了"芳香化湿"的作用，将"炒薏苡仁"换成"生薏苡仁"，以增强"清热利湿健脾"的作用。三诊时，诸症渐消，湿邪渐化，口中黏腻消失，大便通畅，黏滞不爽消失，遂减去"黄连、厚朴、藿香、佩兰、木香"。因郁热未清，加"连翘"以"清解郁热"；四肢末端欠温，为脾胃虚弱、气血不能达于四末所致，加"鸡血藤"以"活血养血、舒筋通络"。继续服药7剂治疗，以善其功。

医案二

白某，女，68岁。2018年4月28日初诊。患者主因"间断胃痛2年余，加重2个月"为主诉就诊。患者近两月来胃脘痛间断发作，胃脘痛处固定，多为刺痛，有时连及两胁疼痛或不舒，时有腹胀、嗳气，无反酸及胃灼热、口苦，无恶心，平素食少，不敢食生冷食物，睡眠尚可，小便可，大便调，每日1次。舌质暗红，舌边有齿痕，舌苔薄微黄，脉弦细滑。西医诊断：慢性胃炎；中医诊断：胃痛，辨证分型：肝郁气滞、胃络瘀阻证。治法：理气解郁、通络止痛。用药处方：紫苏梗10g，制香附10g，陈皮10g，佛手10g，清半夏10g，枳实15g，生薏苡仁30g，丹参15g，砂仁（后下）6g，百合30g，乌药10g，焦三仙各10g，元胡索10g，赤芍10g，白芍10g。10剂，水煎服，每日1剂，分2次，早晚饭后2h各服一次。

2018年5月8日二诊。患者服药后胃脘痛症状基本消失，两胁痛及不适消失，嗳气消失，可以吃一个苹果，食后无不适，睡眠可，大便尚调。舌质暗红，舌边有齿痕，苔薄微黄，脉弦细滑。用药处方：紫苏梗10g，制香附10g，陈皮10g，佛手10g，清半夏10g，枳实15g，生薏苡仁30g，丹参15g，砂仁（后下）6g，百合30g，乌药10g，焦三仙各10g，延胡索10g，赤芍10g，白芍10g，青蒿10g，黄芩10g，白术12g。7剂，水煎服，每日1剂。

2018年5月17日三诊。患者服药后胃脘部无明显不适，胃痛症状未再发作，两胁无不适，偶有口干，无反酸及口苦，大便调，睡眠好。舌质暗红，舌苔薄白，脉弦细。用药处方：紫苏梗10g，制香附10g，陈皮10g，佛手10g，清半夏 10g，枳实 15g，生薏苡仁 30g，丹参 15g，砂仁（后下）3g，百合 30g，乌药 10g，焦三仙各 10g，延胡索 10g，赤芍 10g，白芍 10g，白术 12g，连翘 10g。7 剂，水煎服，每日 1 剂。

按语：该患者胃病 2 年，间断治疗，近两个月来出现胃脘疼痛，伴有两胁时痛不舒。考虑患者胃病日久，脾胃虚弱，脾失健运，痰湿内生，胃气壅滞，气滞血瘀，则胃脘疼痛，痛处固定、刺痛均为瘀血疼痛的特点。土壅木郁，肝胃同病，肝胃气滞，则胃脘痞满、腹胀，两胁疼痛或不舒是胃病及肝的表现。胃气上逆则嗳气、食少。食用凉食物则胃脘部不舒，是气滞血瘀，胃络瘀阻，加之久病脾胃虚弱所致，因无四肢不温及大便稀溏，故非脾胃阳虚。舌质暗，为瘀血表现，苔微黄，为肝胃郁久有化热倾向。故当疏肝和胃，活血化瘀，理气止痛。方中予"紫苏梗、醋香附、陈皮、佛手、枳实"以"疏肝理气、和胃降逆"，予"丹参、赤芍、延胡索"以"行气活血、通络止痛"，予性味甘酸之"白芍"，既可"柔肝养肝"，又可"缓急止痛"；"百合乌药汤"出自陈修园的《时方歌括》，可治疗心口痛诸药不效，亦属气痛，"百合"性平，现代多用其治疗脾胃病之气阴不足证。脉滑为"痰湿食积"的表现，方中加"焦三仙"以"健胃消积"，予"砂仁"以助和降胃气。诸药配伍，使肝胃调畅，胃气和降，气行血行，胃络瘀血消散，气血调和，诸症大减，疼痛消失。二诊时，考虑有肝郁化热之倾向，加"青蒿、黄芩"以"清透肝胆郁热"，予"白术"以"益气健脾"，以助补土疏木。三诊时，肝郁热明显减轻，遂减"青蒿、黄芩"，改用"连翘"以"清解郁热"。该方通过调气活血，使胃痛消，胃气和。

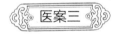

医案三

胡某，女，78岁。2017年3月13日初诊。患者主因"间断胃部痞满6年余"为主诉就诊。现患者胃脘痞满牵及两胁，生气后两胁胀及不适加重，口干，晨起口苦，无反酸及胃灼热，无明显嗳气，不敢吃凉食物，食多则胃脘胀，自觉气短乏力，眠差，不易入睡，小便可，大便正常，日一次。2016年12月曾于中日友好医院行胃镜检查，结果提示：慢性非萎缩性胃炎。舌质暗红，舌体胖大有齿痕，舌苔薄黄腻，脉弦细滑。西医诊断：慢性胃炎；中医诊断：胃痞病，辨治分型：肝胃郁热证。治法：疏肝清热、和胃消痞。用药处方：醋柴胡10g，黄芩10g，枳实15g，赤芍

10g，白芍 10g，紫苏梗 10g，制香附 10g，佛手 10g，清半夏 10g，茯苓 15g，生薏苡仁 30g，川芎 10g，连翘 15g，焦三仙各 10g，丹参 15g，砂仁（后下）3g。7 剂，水煎服，每日 1 剂，分 2 次，早晚饭后 2h 各服一次。

2017 年 3 月 20 日二诊。服药后患者胃脘痞闷症状较前减轻，两胁时胀，口苦消失，偶有嗳气，入睡困难，气短乏力，起夜 1～2 次。舌质暗红，舌体胖大有齿痕，苔薄微黄，脉弦细滑。用药处方：醋柴胡 10g，枳实 15g，白芍 10g，川芎 10g，紫苏梗 10g，制香附 10g，佛手 10g，清半夏 10g，茯神 15g，连翘 15g，焦三仙各 10g，丹参 15g，砂仁（后下）3g，旋覆花 15g，郁金 20g，川楝子 10g，百合 30g。7 剂，水煎服，每日 1 剂，分 2 次，早晚饭后 2h 各服一次。

2017 年 3 月 31 日三诊。服药后患者胃脘痞满症状渐消，两胁胀稍减轻，口干，无嗳气，乏力，大便正常，每日 1 次，眠差，睡眠易醒，手脚欠温。舌质暗红，舌体胖大有齿痕，舌苔薄白，脉弦细滑。用药处方：醋柴胡 10g，枳实 15g，白芍 10g，川芎 10g，紫苏梗 10g，制香附 10g，佛手 10g，清半夏 10g，茯神 15g，连翘 15g，焦三仙各 10g，丹参 15g，砂仁（后下）3g，青皮 5g，三七粉（分冲）3g，炒酸枣仁 30g，太子参 15g，生白术 10g。7 剂，水煎服，日一剂，分 2 次，早晚饭后 2h 各服一次。

2017 年 4 月 7 日四诊。服药后患者胃脘痞满已不明显，两胁部不适已愈，无口苦口干的症状，大便正常，睡眠好转。舌质淡暗，舌苔薄白，脉细滑。用药处方：醋柴胡 10g，枳实 15g，白芍 10g，川芎 10g，紫苏梗 10g，制香附 10g，陈皮 10g，清半夏 10g，茯神 15g，连翘 15g，焦三仙各 10g，丹参 15g，砂仁（后下）3g，三七粉（分冲）3g，炒酸枣仁 30g，太子参 15g，生白术 10g。14 剂，水煎服，每日 1 剂，分 2 次，早晚饭后 2h 各服一次。

2017 年 4 月 21 日五诊。服药后患者胃脘不适症状消失，两胁部无明显不适，可食用少量凉食物，纳食可，大便每日 1 次，睡眠好转，乏力减轻。舌质暗红，舌体胖大减轻，齿痕减少，苔薄白，脉细滑。用药处方：醋柴胡 10g，枳实 15g，白芍 10g，川芎 10g，紫苏梗 10g，制香附 10g，陈皮 10g，清半夏 10g，茯神 15g，连翘 15g，焦三仙各 10g，丹参 15g，砂仁（后下）3g，三七粉（分冲）3g，炒酸枣仁 30g，太子参 15g，生白术 10g。7 剂，水煎服，每日 1 剂，分2次，早晚饭后2h各服一次。

按语：患者老年女性，慢性胃病6年余，胃病久病及肝，肝胃不和，肝胃郁热，故胃痞连及两胁不舒，伴有口苦、口干，舌苔薄黄腻；久病及脾，则脾胃同病，脾失健运，痰湿内生，气短乏力，舌胖大，有齿痕，亦为脾虚之症。胃失和降，则嗳气。久病入络，由气及血，胃络瘀阻，则舌暗，胃脘怕凉食物，食入不舒。胃不和则卧不安，加之久病脾胃气虚，耗伤阴液，心肝血虚，血不养神，则睡眠不实，不易入睡。本病肝胃同病，肝胃郁热，脾胃虚弱，虚实夹杂，治疗则"疏肝清热、和胃降逆"治其实，"健脾益气、养血安神"治其虚。初诊时，用"柴芩温胆汤"合理气消胀合剂加减，方中予"柴胡、黄芩、陈皮、半夏、枳实、苏梗、香附、佛手"等药以"清肝疏肝、和胃降逆"，予"连翘"以助黄芩"清解郁热"，"香附、川芎、白芍，柴胡、枳实"为柴胡疏肝散的组成，有"疏肝解郁理气"之效；脾胃虚弱，遂予"茯苓、薏苡仁"以"健脾利湿"，予"焦三仙"以"消食健胃"，予"砂仁"以"化湿和胃醒脾"；久病入络，则加"赤芍、丹参"以"活血化瘀"。二诊时，患者胃痞较前减轻，但仍胁肋胀满不舒的症状，遂加"旋覆花、郁金、川楝子"以加强"疏肝利胆、行气解郁"的作用；郁热渐消，口苦消失，遂减有"清热解毒燥湿"之效的"黄芩"；加"百合"既可以补养脾胃之虚，又可以合"丹参"以"清心安神"。三诊时，患者胁肋部不舒的症状渐消，故减去"旋覆花、郁金、川楝子"，改为"青皮"以加强行肝气之力，同时助"焦三仙"以"消积化滞"。因患者的睡眠无明显改善，加"酸枣仁、三七粉"以"养血安神"，同时"三七粉"合"赤芍、丹参"有增强"活血化瘀通络"之效。经前两诊后，郁热渐消，食积痰湿减轻，但患者仍有乏力的情况，遂加"太子参、白术"以"补脾益气、扶助正气"，从而实现虚实并调。同时，在此基础上，根据患者病情的变化，微作药物加减，经治疗6周后，患者诸症消失。嘱其调饮食，忌劳累，以善其后。

医案四

陆某，女，53岁。2019年5月9日初诊。患者主因"间断呃逆发作3个月余"为主诉就诊。患者3个月前因生气后出现呃逆，时作时止，发作时声音响亮，生气着急后加重，情绪稳定或转移注意力，能渐渐缓解，因少许温水亦可慢慢缓解。每日发作3～4次，每次持续0.5～1小时。现患者间断呃逆，胃脘饥饿时隐痛，胃脘部不适，或胀或痛，胃部怕凉，无口苦，无反酸及胃灼热，无咳嗽气喘，有时头晕，纳食可，小便可，大便偏干，1～2日一次。患者平素脾气急，情绪急躁。2015年3月曾在德胜门医院行胃镜检查，诊断为慢性萎缩性胃炎（未见报告单）。舌质淡暗，舌苔薄黄，脉弦细滑。西医诊断：慢性萎缩性胃炎；中医诊断：呃逆，中医辨证：肝胃不和、胃气上逆。治法：疏肝和胃、降逆止呃。用药处方：紫苏梗10g，香附10g，陈皮10g，姜半夏10g，生薏米仁30g，炒枳实10g，生白术30g，焦四仙各10g，川芎10g，大腹皮10g，百合30g，乌药10g，虎杖30g，刀豆子20g。7剂，水煎服，每日1剂，分2次，早晚饭后2h各服一次。

2019年5月16日二诊。服药后患者呃逆发作减轻，次数减少，每日发作2～3次，有时夜间胃脘隐痛，大便干，每日1次。舌质暗红，少苔，脉弦细滑。用药处方：紫苏梗10g，制香附10g，陈皮10g，姜半夏10g，焦四仙各10g，炒枳实10g，生白术30g，生薏米仁30g，虎杖30g，百合30g，乌药10g，川芎10g，丹参15g，砂仁3g，刀豆子20g，延胡索10g，降香10g。14剂，水煎服，每日1剂，分2次，早晚饭后2h各服一次。

2019年6月1日三诊。服药后患者呃逆症状基本消失，偶在进食不适时发作，每次1~2分钟，可自行缓解。现患者夜间胃脘隐痛消失，无口苦，无泛酸，胃脘胀气不适，食用寒凉食物胃脘不舒，睡眠尚可，大便每日1次，通畅。舌质暗红，舌苔薄白。用药处方：紫苏梗10g，制香附10g，陈皮10g，姜半夏10g，茯神15g，焦四仙各10g，麸炒枳实10g，生白术30g，百合20g，乌药10g，刀豆子20g，丹参15g，砂仁（后下）3g。7剂，水煎服，每日1剂，分2次，早晚饭后2h各服一次。

按语：呃逆，是指胃气上逆动膈而作的一种呃呃连声，不能自止的一种疾病。病位在膈，与胃、肺、肝、肾关系密切。该例患者为中年女性，平时情绪不好，爱生气，每次呃逆发作多与情绪有关。因平素肝气旺盛，肝旺克脾，久之中土虚弱，脾胃功能减弱，出现胃脘不适，胃气上逆动膈，气逆上冲而作，呃声连连。平时胃脘或胀或痛，或怕凉，大便干燥，在治疗上应"疏肝和胃、降逆止呃"。方中予"苏梗、香附"以"疏肝宽中和胃"，予"姜半夏、枳实、焦四仙"以"和胃降逆、燥湿除滞"，予性味甘温沉降之"刀豆子"以"温中下气、助阳止呃",予性味辛温、芳香沉降之"降香"以"降气和中止呕",与"刀豆子"相伍,加强降逆止呃的作用,予"枳实15g、生白术30g"取李东垣"枳术丸"之意,合"生薏苡仁"共奏"健脾行滞、润肠通便"之效,予"川芎、大腹皮"以"行气活血通滞",予"虎杖"以"清热利湿、活血通便",该患者病程日久,脾肺气虚,加"百合、乌药"以"益气安神"。诸药合用,使胃腑气机通降,气逆自消。三诊后呃逆消失,胃脘不适间断发作,连续服药两个月诸症消失。鉴于上次胃镜为慢性萎缩性胃炎,继续门诊调药治疗满3个月,停药后1个月可择期胃镜,以指导下一步治疗。

医案五

王某,男,43岁。2018年6月13日初诊。患者主因"间断胃脘痞满、嗳气发作2年余"为主诉就诊。患者近2年来因工作饮食不规律,出现胃脘痞满,时饭后胀甚,嗳气间断发作,先后服用中西药物(药名不详)治疗,无明显效果。2018年6月8日曾于东直门医院行胃镜检查,胃镜诊断:轻度慢性萎缩性胃炎;病理结果显示:(胃角)腺体轻度肠化,(胃窦部)固有腺体萎缩,伴中度肠化伴修复性增生,轻度非典型增生。现患者胃脘痞满不适，腹胀，伴有胃灼热、偶有反酸、咽部不适、嗳气、口中酸甜，饮食一般，睡眠尚可，小便可，大便2～3天一次，黏滞不爽。舌质暗红，舌苔薄黄腻，脉细滑。西医诊断：慢性萎缩性胃炎伴肠上皮化生，伴非典型增生；中医诊断：胃痞病，中医辨证：肝胃湿热、瘀毒阻滞证。治法：清热化湿、消痞和胃、化瘀解毒。用药处方：青蒿10g，炒黄芩10g，紫苏梗10g，制香附10g，陈皮10g，清半夏10g，麸炒枳实15g，生薏苡仁30g，连翘15g，焦四仙各10g，丹参15g，砂仁3g，木香10g，降香6g，黄连10g，川厚朴6g，吴茱萸5g。14剂，中药颗粒，每日1剂，分2次，饭后2h水冲温服。

2018年6月27日复诊。服药后患者胃部痞满、腹胀较前减轻、咽部不适症状减轻，仍有泛酸及胃灼热，纳可，眠尚可，大便通畅，每日1次，舌质暗红，舌苔薄黄，脉细滑。14剂，中药颗粒，每日1剂，分2次，饭后2h水冲温服。

2018年6月27日三诊。服药后，患者自诉诸症减轻。遂在前方立法的基础上，随症加减。此后连续服用7个月，期间患者间断偶有腹胀、嗳气的情况。2019年1月15日于东直门医院复查胃镜，病理结果显示：（胃窦）慢性轻度炎伴轻度肠化,(胃体)轻度慢性炎,(胃角)胃黏膜慢性轻度炎。在上方的基础上,进行加减化裁治疗3个月后,患者诸症消失。

按语:该例患者中年男性,胃脘痞满不适,腹胀,胃灼热,口中酸甜,考虑为肝胃湿热证,病位在胃,影响及肝。肝热上逆,则会有咽部不适、反酸、胃灼热的症状。湿热下注大肠,则会有大便黏滞不爽的情况,结合患者舌苔薄黄腻、脉细滑的表现,均为湿热之候。胃镜病理结果提示:(胃角)腺体轻度肠化,(胃窦部)固有腺体萎缩、中度肠化伴修复性增生,轻度非典型增生,符合萎缩性胃炎的诊断。患者病情日久,湿热、瘀毒相互搏结,造成胃黏膜的萎缩、肠化及非典型增生。此例患者,湿热中阻,适合应用田德禄教授治疗脾胃病的"清降法"治疗,治以"清热化湿、降逆和胃、化瘀解毒",遂予"理气消胀合剂"加减,方中予"青蒿"芳香清透,能入肝经以"清虚热",予"黄芩、黄连"以"清热燥湿",性味辛温之"吴茱萸"共起"辛开苦降"之效,予"连翘"以"清热解毒散结",予"半夏、厚朴、木香、降香、陈皮、炒枳实"以"降气燥湿除满",予"紫苏梗、制香附、砂仁"以"疏肝行气和胃",予

"生薏苡仁、焦四仙"以"健脾利湿除滞"，予"丹参"以"凉血活血、化瘀行滞"。二诊时，在初诊处方的基础上调整用药，去掉"连翘、木香"，用"三七粉"以加强"活血化瘀"的作用，病情逐渐好转。此后基于此治疗原则，临床辨证加减用药治疗，约10个月的时间，诸症悉平，胃镜及病理明显改变，胃窦部萎缩及非典型增生逆转。

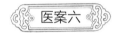

医案六

张某，女，50岁。2018年7月24日初诊。患者主因"间断胃部痞满10余年"为主诉就诊。患者现胃脘、腹部痞满，时有口干，心情不舒，无反酸及胃灼热，无口苦，纳食差，睡眠尚可，小便可，大便尚通畅，每日1次。患者面色淡黄，舌质暗红，舌苔薄黄腻，有裂纹，脉细滑。既往有慢性胃病10余年，桥本氏病多年，现口服"优甲乐"治疗。有胃病家族史。2017年12月29日曾于北京大学第一医院行胃镜检查，胃镜病理报告提示：（胃角偏窦侧）胃黏膜浅表性轻度慢性炎，伴轻度肠化；（胃窦小弯侧）轻度慢性胃炎，伴轻度萎缩、肠化，局灶性腺体轻度非典型增生，黏膜肌增生。西医诊断：慢性萎缩性胃炎伴肠上皮化生，伴非典型增生；中医诊断：胃痞病，中医辨证分型：脾虚气滞、湿热瘀阻证。治法：益气健脾、和胃消痞、化瘀解毒。用药处方：紫苏梗 10g，紫苏子 10g，醋香附 10g，陈皮 12g，清半夏 10g，炒枳实 15g，茯神 15g，丹参 15g，砂仁（后下）3g，三七粉（分冲）3g，黄连 10g，川厚朴 10g，焦四仙各 10g，灵芝 30g，百合 30g，乌药 10g，玫瑰花 10g。14 剂，水煎服，每日 1 剂，分 2 次，饭后 2h 温服。

2018 年 9 月 25 日二诊。服药后患者自觉症状较前好转，遂处方不变，继续服用 45 剂，现患者胃脘部痞满的症状已不明显，纳差较前好转，进食增多，无口干口苦的症状，无反酸及胃灼热，偶有心悸，无明显乏力，大便畅通，每日 1 次，睡眠正常，面色淡黄。舌质暗红有裂纹、舌苔薄黄，脉细滑。用药处方：紫苏梗 10g，紫苏子 10g，醋香附 10g，陈皮 12g，清半夏 10g，炒枳实 15g，茯神 15g，丹参 15g，砂仁（后下）3g，三七粉（分冲）3g，焦四仙各 10g，灵芝 30g，百合 30g，乌药 10g，玫瑰花 10g，连翘 15g，五味子 10g。14 剂，水煎服，每日 1 剂，分 2 次，饭后 2h 温服。

2018 年 11 月 26 日三诊。服药后患者胃脘部痞满感不明显，现偶有反酸，无胃灼热，胃脘部时痞，背部时有不舒，近来睡眠差，纳可，二便调。面色淡黄渐消，转润泽。舌质淡红，舌苔薄黄腻，脉弦细滑。用药处方：紫苏梗10g，紫苏子10g，醋香附10g，陈皮12g，清半夏10g，茯神15g，丹参15g，砂仁3g，三七粉3g，黄连10g，川厚朴10g，焦四仙各10g，百合30g，乌药10g，玫瑰花10g，灵芝30g，连翘15g，五味子10g，生龙骨30g，生牡蛎30g。14剂，水煎服，每日1剂，分2次，饭后2h温服。

2019年4月8日复诊。至此，患者已经服用中药7个月余，现患者病情明显好转，面色转润，胃脘部痞满的症状不明显，无反酸及胃灼热，无口苦及口干，纳食可，睡眠渐调，小便可，大便调，每日1次。舌质淡红，舌苔薄黄，脉弦细滑。2019年3月28日曾于北大第一医院行胃镜复查，胃镜病理提示：（胃体偏后壁）胃底腺型的胃黏膜轻度慢性炎，固有层腺体扩张；（胃窦大弯侧）胃黏膜轻度慢性浅表性炎，胃小凹上皮增生。用药处方：紫苏梗10g，紫苏子10g，醋香附10g，陈皮12g，清半夏10g，茯神15g，丹参15g，砂仁3g，黄连10g，姜厚朴10g，焦四仙各10g，百合30g，乌药10g，灵芝30g，炒鸡内金10g。14剂，水煎服，每日1剂，分2次，饭后2h温服。后随访，患者未有明显不适。

按语：此患者中年女性，久患胃病，加之既往桥本病，体质素虚，脾胃虚弱，脾失健运，痰湿内生，湿邪郁久化热；湿阻气机，脾胃气滞，土壅木郁，肝胃不和；湿与热结，湿热内生，阻滞气机，气滞血瘀。患者病情缠绵，湿、热、瘀搏结成毒，致胃黏膜萎缩、肠化生、非典型增生的发生。基本病机本虚标实，本虚为脾胃气虚，胃阴亏虚，标实为湿热毒结、气滞血瘀，治疗当"益气健脾，和胃消痞，化瘀解毒"。该患者面色淡黄、纳食差，胃脘部痞满，加之患病日久，皆表现为脾胃虚弱证的体现。方中用性味甘平之"灵芝"以"补益脾胃"，《神农本草》认为"灵芝"可以"补五脏、补肝气、益脾气、安神、治喘逆、益肺气、利水道、益肾气"，张仲景用其"益精气、护筋骨"。且现代药理医学研究发现，"灵芝"中的"灵芝多糖"具有广泛的免疫调节活性，能够提高机体的免疫力，有抗肿瘤、抗氧化以及抗衰老的作用。田德禄教授经过长期的临床研究实践，善用性味甘平之"灵芝、太子参"以及性味甘淡平之"茯苓"以"补益脾胃、淡渗利湿"，取其"甘平养胃"

之意，补益脾胃虚弱，补气不碍湿，从而治疗胃癌之"虚实夹杂证"，在治疗萎缩性胃炎中收到了较好的效果。患者久病脾胃虚弱，脾失健运，日久生湿，湿郁化热，可灼伤胃阴，可致脾胃阴虚证的发生，故可见口干、舌有裂纹的症状，遂用"百合乌药汤"。方中"百合"一药，各家对其性味、归经说法不一，《神农本草经》言其味甘性平，能补中益气；《本经逢原》言其"百合补土清金"，但多数医家认为其性凉，入心、肺二经。方中"乌药"，性味辛温，归入肺、脾、肾、膀胱经，有"温经散寒、行气止痛"之效。田德禄教授在治疗萎缩性胃炎时，常用"百合30g、乌药10g"以"补脾气、益胃阴"，二药配伍，能行脾胃气滞，且可补而不滞，临床疗效显著。患者胃脘部痞满不适，此为胃气壅滞证的征象，方予"紫苏梗、紫苏子、陈皮、清半夏、炒枳实、厚朴"等药以"行气消痞、和胃降逆"；患者"苔黄腻、脉滑"，此为湿热毒结之象，予"黄连"既能"清热燥湿"，又可"清热解毒"，在后来的方药加减中，加入"连翘"也是加强"清热解毒"之意。患者睡眠差，予"茯神"以"淡渗利湿、宁心安神。久病入络，久病由气及血，"舌质暗红、胃镜下肠化生、非典型增生"等皆是"瘀、湿、毒聚"的结果，用活血化瘀药物"丹参、三七粉"以"活血化瘀"。方中"砂仁3g"，用量小，取其芳香化湿，醒脾之意；"玫瑰花"合"醋香附"有"疏肝解郁、调畅三焦气机"之意。慢性萎缩性胃炎，病程日久，虚实夹杂，因虚可导致食滞，食滞反之可加重脾胃虚弱，两者之间相互影响。方中予"焦四仙、鸡内金"以"消食导滞除热"，既可强健脾胃，又能调畅气机，对萎缩性胃炎的恢复不可或缺。全方紧扣病机，遣方辨证施药，在以后的复诊中，随症加减，心悸者加"五味子"以"收敛心气、宁心止悸"，眠差者加"龙骨、牡蛎"以"益阴潜阳、安神"。患者服用 7 个月后，胃镜复查，胃黏膜萎缩、肠化以及非典型增生均消失，临床疗效显著。

医案七

姜某，女，64 岁。2020 年 1 月 10 日初诊。患者主因"间断胃脘部痞满 2 年余"为主诉就诊。现患者胃脘痞满，口苦，反酸，两胁胀满不适，有时隐痛，纳食可，小便调，大便黏滞不畅，每日 1 次。舌质暗红、舌苔中后黄腻，脉弦长细滑有力。2018 年 11 月 12 日曾于同仁医院行胃镜检查，胃镜报告提示：（贲门部）黏膜局部粗糙不平；（胃角部）花斑状，分泌物不多；（胃窦部）红白相间、以红为主，黏膜条片状糜烂。病理报告提示：（贲门部）黏膜组织慢性炎，伴中度肠化；（胃窦部）中度慢性萎缩性胃炎。免疫组化：Hp(+)，ck(+)，ki67(+)。西医诊断：慢性萎缩性胃炎伴肠上皮化生；中医诊断：胃痞病，中医辨证分型：肝胃郁热、气滞湿阻证。治法：清化湿热、疏肝行气、消痞和胃。用药处方：紫苏梗10g，紫苏子10g，醋香附10g，陈皮5g，青皮5g，清半夏10g，炒枳实15g，旋覆花（包煎）15g，广郁金15g，生薏苡仁30g，茯苓15g，川楝子10g，醋延胡索10g，丹参20g，砂仁（后下）3g，黄连6g，吴茱萸3g，柴胡10g，黄芩10g，赤芍10g，白芍10g，蒲公英30g。7剂，水煎服，每日1剂，分2次，早晚饭后2h各服一次。

2020年5月22日复诊。因疫情影响，在门诊抄上方两次，后停药，今日复诊。现患者胃脘部痞满不适，两胁不舒，时有隐痛，口苦，反酸，情绪急躁，心情不畅，纳食一般，睡眠尚可，小便可，大便黏滞，每日1次。舌质暗红、舌苔薄黄腻，脉弦长细滑有力。用药处方：紫苏梗10g，醋香附10g，陈皮10g，清半夏10g，炒枳实15g，生薏苡仁30g，茯苓15g，川楝子10g，醋延胡索10g，丹参30g，砂仁（后下）3g，生蒲黄（包煎）10g，黄连10g，姜厚朴 10g，芦根 20g，柴胡 10g，赤芍 10g，白芍 10g，连翘 15g，藿香 15g，虎杖 30g，鸡内金 15g。7 剂，水煎服，每日 1 剂，分 2 次，早晚饭后 2h 各服一次。

2020 年 9 月 4 日复诊。门诊治疗 3 个月，以上方加减。现患者服药后，胃脘痞满的症状较明显减轻，胁肋胀痛减轻，反酸消失，偶有口苦，无口干，纳食较前好转，小便可，大便稍干，每日 1 次。舌质暗红、舌苔薄黄，脉弦长，较前缓和。2020 年 8 月 24 日于同仁医院复查胃镜，胃镜报告提示：贲门口未见异常；胃体胆汁附着，有散在陈旧性出血点；胃窦部花斑状，黏膜不光滑。病理报告提示：（胃窦部）黏膜组织轻度慢性炎，免疫组化：Hp（－），ck（＋）。用药处方：紫苏梗 10g，紫苏子 10g，醋香附 10g，陈皮 10g，清半夏 10g，炒枳实 15g，茯神 15g，川楝子 10g，醋延胡索 10g，佛手 10g，旋覆花（包煎）15g，广郁金 15g，百合 30g，乌药 10g，青蒿 10g，黄芩 10g，丹参 15g，砂仁（后下）3g，鸡内金 15g，草决明 30g。7 剂，水煎服，每日 1 剂，分 2 次，早晚饭后 2h 各服一次。服用 1 周后可停药观察病情变化。

按语：该例患者老年女性，以"胃脘痞满不适、反酸、口苦"为主要表现，考虑为"肝胃湿热证"。本病的病位在胃，影响及肝。肝热上逆则会出现"反酸、胃灼热"的症状；肝胆郁热，胆热犯胃则会有"口苦"的感觉；肝经布两胁，肝郁气滞，不通则痛，则表现为"两胁胀满不适、时有疼痛"；湿热下注大肠则会出现"大便黏滞不爽"的症状，结合舌苔薄黄腻、脉细滑的舌脉之象，均符合湿热之候，"脉弦长有力"也是"肝胆实证"的体现。患者病情日久，湿热、瘀毒相互搏结，造成胃黏膜多处慢性炎症、花斑及糜烂，贲门中度肠化。在治疗时，当以"清化湿热、疏肝行气、消痞和胃"。方中予"黄芩、黄连"以"清热燥湿解毒"，合"蒲公英"加强"清热解毒"之功；予"半夏、枳实、旋覆花、苏梗、青陈皮"以"降逆化痰、和胃行滞"；予"黄连、吴茱萸"以"清热制酸"；予"柴胡、黄芩"以"清利少阳胆热"以解"口苦、咽干"的病证；予"香附、郁金、青皮"以"疏肝理气止痛"；"血瘀"是慢性萎缩性胃炎发生的重要病理因素，是疾病发生发展甚至恶化的关键，遂予"川楝子、延胡索、郁金、丹参、赤芍、白芍"既可"疏肝行气"以治疗胁肋部疼痛，又可"活血化瘀"使瘀血去、新血生，从而促进胃黏膜组织的再生；患者"大便黏滞、舌苔黄腻"，提示湿热之邪积滞胃肠，予"黄连、黄芩"以"苦寒燥湿"，"薏苡仁、茯苓"以"健脾利湿"。此患者治疗以"行气活血、清热解毒、消痞和胃"为治法，组方用药，治疗效果明显，在此基础上随症加减用药，治疗2周后，胃脘部痞满症状明显减轻，反酸消失，口苦减轻，胁肋不舒及疼痛明显好转。1个月后胃脘部痞满症状减轻，但胁肋部不舒，口苦时作，大便渐调。服药3个月，复查胃镜时贲门中度肠化生消失，胃窦黏膜病变明显减轻。

第12章 化瘀血，活血养血，使瘀去新生

一、调血以和气

慢性萎缩性胃炎已经是临床常见病、多发病，近30多年来国家卫生管理部门和科研部门投入大量的人力、物力、财力，科研人员不断攻关，明确认为"慢性萎缩性胃炎"其实质是胃黏膜上皮遭受反复损害后，黏膜的再生能力发生改变，最终导致固有腺体的萎缩，甚至消失，部分黏膜发生肠上皮化生。祖国医学认为"阳明为多气多血之腑"，而"多气"则容易气郁而化热，"多血"则容易伤及脉络，出现血瘀。"初病在气，久病入络"。对慢性萎缩性胃炎来讲，疾病的初期多为气阴两伤，随着病情的发展，由气及血，其发展的最后阶段则是伤及血络，其病理特点就是"血瘀"。

在日常生活中，或饮食所伤，或外感六淫邪气，或情志不遂，或病情日久，失治误治，迁延日久，"食、湿、痰、郁、热"相互交结，阻滞气机的运行，胃气壅滞，气滞血瘀，造成瘀血内生；瘀血不去，新血不生，则出现血虚，随着病情日久，脾胃虚弱，不能化生气血，出现气血两虚，"血虚不荣"；气虚无以推动血液运行，因血行滞涩而导致血瘀；气虚不能摄血，血溢脉外，"离经之血"即是"瘀血"。"瘀血"既是"病理产物"，又是"致病因素"。作为"病理产物"，不通则痛，造成胃黏膜的损伤；作为新的"致病因素"，反之瘀血又影响了气机的运行，造成气机的进一步壅塞。一般来说，初病在气，以"胀"为主，久病入络，以"疼痛"为主。所以此病的关键虽然在血，但它的发生是由气及血，或气滞血瘀，或气虚血瘀，导致血液循环运行发生障碍，导致胃黏膜失去濡养而生疾。

历代医家，在脾胃病的治疗中强调"补益脾胃"者多，"活血化瘀和血"者少。最近30年，许多当代医家认识到"血瘀"是萎缩性胃炎重要致病因素之一，在研究和临床治疗上取得较大进展。其实，先贤早有论述。李东垣在《脾胃论》中云"补土必调和气血"，清代医家王清任在《医林改错中》指出"元气即虚，必不能达于血管，血管无气，必停留而瘀"，我国当代中医大家董建华教授明确提出："治胃病必须调和气血"，提出了治疗胃病的气血论"调气以和血，调血以和气，补气以温中，和血以养阴"的治疗原则，可见"瘀血"与"气虚"关系密切。

在临床上，萎缩性胃炎各期表现不一，初期胃黏膜萎缩时，一部分患者外在表现少，引不起重视，仅仅表现为胃脘部痞满不适，舌质暗红。到了严重阶段，各种症状才陆续外露，舌质瘀斑、瘀点、舌下脉络瘀阻等。因此在治疗慢性萎缩性胃炎，不能等到舌质紫暗、有瘀斑、瘀点，胃镜下见到黏膜苍白、血管显露、糜烂出血、结节、隆起增生等明显的瘀血征象时才用"活血化瘀"的药物，也不要等到有胃脘部疼痛等不适的症状时，才可以用"活血化瘀药"。"初病在气，久病入络"，临床上，疾病日久，常常会有血运不畅，舌质暗红是瘀血的早期外候，此时可用少量"活血化瘀药"，以活血行气，达到气血调和。

所以在治疗萎缩性胃炎血瘀所导致的胃部痞闷、胀满、胃痛等症状时，采用"调血以和气"的方法，通过调血行气，以达到"活血止痛、行气除胀"的目的。要改善局部的症状，就必须调血。

针对不同的病因病机和病理表现，我们采取不同的调血方法。因脾胃化源不足所致的"气血两虚"，血虚而血液不能濡养胃黏膜，气虚而无力推动血液流动，最终出现因虚致瘀，治疗时要"益气养血以活血"；"瘀血"既是病理产物，又是致病因素，针对"血瘀"所致的"气机壅滞"，要通过"活血化瘀"的方法，使瘀血去，新血生；对因热迫血行导致的"离经之血"，即在胃镜下可见到有胃黏膜糜烂者，要采用"止血并化瘀、活血而不留瘀"的方法。所以，"调血"的目的是：养血活血以和血，使瘀血去而新血生，气血调畅，从而实现恢复脾胃生理功能的作用。

调血的方法又主要包括"补血"和"调理血运"。其中，"补血"适用于"血虚证"。"心主血"，血液的运行需要依靠心气的推动，才能运行不息，从而供全身组织器官的营养；"肝藏血"，肝具有"贮藏血液"和"调理血量"的作用，在机体活动时，肝内贮藏的血液会供应组织器官发挥功能，休息和睡眠时，机体的代谢降低，耗血量减少，血液又回归于肝脏贮藏。故"补血法"主要适用于"肝血虚证""心血不足证"。而脾主统血、主运化，脾具有统摄、固摄血液的作用，使得血液在经脉中正常运行而不溢出脉外，且脾能化生水谷精微和血液，脾气虚则不能化生血液、不能统血，出现失血而缺血的情况；肾主精，精血同源、互生互用，即肝血与肾精之间相互资生、相互转化。故"补血"也要注意调理"脾、肾"两脏。"调理血运"主要是针对血运失常的病证，血运失常的病变主要有"血瘀""出血"等。而"血寒、气滞"是"血瘀"的主要病机。"血热、气虚、瘀血"是"出血"的主要病机。故"调血以和气"法对不同的病因病机造成的不同病证，主要采用以下几种方法。

1. 气滞血瘀

针对"气滞血瘀"，主要采用"活血祛瘀、理气调肝"的方法。饮食不节，积滞于胃；或饮食伤脾，脾失健运，痰湿内生；或情志失调，气机郁结；或久病体虚，虚寒内生，寒凝则血瘀气滞，气血运行失常。诸如此类，则"食、湿、痰、郁、寒"等病理产物均可造成气机的郁结、血液运行的缓慢。气行则血行，气滞则血瘀，不通则痛，临床上常会出现胃脘部疼痛，刺痛明显，痛处固定，按压疼痛加重的症状，也常有舌质暗紫、有瘀点或瘀斑，舌苔薄白，脉沉涩的舌脉之象。若因食积而引起者，常常伴有脘腹部的胀满，进食后疼痛加重，胃脘嘈杂不适，嗳腐吐酸，嗳气、矢气则舒，纳食差，大便不调等症状。若食积化热者则有口干、舌质红、舌苔黄，脉沉滑数等征象。若肝气郁结而引起者，则常胃痛连及两胁，走窜不定，出现胸胁满闷，食欲不振，腹胀，泄泻，脉沉弦涩等征象。若因久病而体虚者，气血两虚，虚寒内生，寒凝血涩，则会表现为胃脘部疼痛隐隐，喜温喜按，四肢不温，体倦乏力，腹胀便溏，纳差，舌质淡暗紫、有瘀点等。若因贪凉饮食，寒邪直中，寒性凝滞，阳气被遏，寒凝血瘀，胃气不畅，而出现胃痛突然发作，得寒则剧，则热则缓，舌质青紫、有瘀斑瘀点、舌苔白，脉弦紧或沉弦等表现。

治疗当以"活血祛瘀、理气调肝"。笔者常用"失笑散"＋"柴胡疏肝散"加减。生蒲黄、五灵脂、赤芍、川芎、柴胡、枳壳、香附等。方中予"蒲黄、五灵脂、赤芍"以"活血化瘀止痛"，其中，"蒲黄"既可以"活血化瘀"，又能针对出血所致的瘀血，有"止血不留瘀"的特点；予血中之气药的"川芎"以"行气活血"；予"柴胡、枳壳"以"升降气机"；予"香附"以"疏肝理气、调三焦气机"。诸药合用，既可"调畅气机"，又可"活血化瘀"。若兼脾胃虚寒者，加性味甘温之"党参、白术、黄芪"以"补气健脾"，酌情选用"生姜、半夏、木香、砂仁、丁香、延胡索"等其中的2～3味药，起"温中和胃、行气止痛"之效。若兼寒邪重者，可酌情选用"干姜、荜茇、高良姜、吴茱萸"等药以加强"温中和胃"的力量。若兼食积者，可加"保和丸"以"消食导滞"。"胃以降为顺"，此方中需加入"和降胃气"的药物，如苏梗、陈皮、半夏、枳实等，使"活血化瘀、行气止痛"与"通降胃气"相合，从而保证胃的生理功能得以正常恢复。

当然，临床上在使用化瘀药时，要区分不同的层次，要根据血瘀的程度和病性来合理选择"活血化瘀药"。"丹参、赤芍"药性偏凉，适用于瘀血而胃中郁热者；"三七、当归、川芎、莪术"药性偏温，适用于瘀血而胃中有寒者；"当归"补血活血，适用于血瘀而偏于血虚者；"三棱、莪术"既能破血行气，又可消积止痛，适用于血瘀重而兼有食积气滞者，对胃镜下可见结节增生，病理可见肠化生、非典型增生的患者也可适用。

2.气虚血瘀

针对"气虚血瘀"，主要采用"补气益气、活血行血"的方法。因脾胃气虚，无力行血，而致血行瘀滞；或脾胃气虚，不能化生充足的血液，血液化生无源，无血可用，肌体脏腑不能得以濡养，久病则病情由气及血，影响心、肝两脏，使肝主疏泄、储存和调节血液的功能失常以及心主血脉的功能失常，导致瘀血证的发生；或脾气虚不能统血，引起出血，离经之血即是瘀血。所以在临床上主要表现为胃脘痞满，时有疼痛，疼痛如刺，固定不移，时轻时重，纳食差，食少不饥，困倦乏力，腹胀、便溏，舌质淡暗或紫暗，有瘀点、瘀斑，面色晦暗以及胃黏膜有萎缩、肠上皮化生或异性增生等，抑或伴有胸闷、胸胁部疼痛、手脚麻木，舌苔薄白，脉沉细涩等心、肝气血郁滞的征象。

治疗当以"补气益气、活血行血"。笔者在临床上常用"香砂六君子汤"＋"丹参饮"＋"四物汤"加减，组方：人参、白术、茯苓、炙甘草、丹参、砂仁、当归、川芎、赤芍、三七粉、陈皮、半夏、紫苏梗、香附、枳实等。方中予"人参、白术、茯苓、甘草"以"补气健脾"；予"陈皮、半夏、砂仁"既能"燥湿和胃降逆"，又可防补益药过于壅滞，符合治疗胃病宜通补的特点；予性味偏温之"当归、川芎、三七粉"以"养血补血活血"；予性味偏凉之"丹参、赤芍"，以"凉血活血"，防止药味过于温热；若患者病情日久，虚实夹杂，有化热倾向，则可加用"连翘、栀子"等以"清热解毒散结"，此时应将甘温益气的"党参、白术、黄芪"，换成甘平补益的"太子参、灵芝、仙鹤草"等，以免甘温助热。

3. 血虚血瘀

针对"血虚血瘀"，主要采用"养血化瘀、行气和胃"的方法。"血虚证"的形成，或先天禀赋不足；或脾胃虚弱，生化乏源；或各种急慢性出血；或久病不愈，思虑过度，从而阴血暗耗；或瘀血阻络，新血不生。"血虚"则血脉不能充盈，血行滞涩不畅，血虚多伴有气虚，使得气机推动血液无力，出现瘀滞，进而出现"血虚"及"血瘀"并存。在临床上，慢性萎缩性胃炎病机的转化，会随着疾病日久，病情出现不断变化。首先出现脾胃虚弱，表现为"脾气虚""胃阴虚"，气虚无以推动血液运行，因虚致瘀；同时因脾虚而无力运化水湿，内生痰湿，阻遏气机，导致瘀血；胃阴亏虚，阴虚内热，热灼阴液，血液黏稠，血行滞涩不畅，也可导致血瘀。同时脾胃虚弱，运化无力，化生水谷精微乏源，血液亦虚。最终以"气阴两虚"兼有"血虚、血瘀证"为主。在临床上主要表现为胃脘部痞满，时有疼痛，疼痛多为隐痛，时轻时重，纳食差，食少不饥，困倦乏力，或腹胀或便溏，舌质淡暗或紫暗，有瘀点、瘀斑，面色晦暗，因与肝脏联系密切，故常伴见胸胁疼痛，手脚麻木，苔薄白，脉沉细涩等征象。

治疗当以"养血化瘀、行气和胃"。笔者在临床上常用"圣愈汤"合"百合乌药汤"加减。组方：党参、黄芪、生地黄、赤芍、当归、川芎、百合、乌药、丹参、砂仁、三七粉、延胡索、紫苏梗、醋香附、佛手、枳壳等。方中予"生地黄、赤芍、当归、黄芪"等以"补气生血、养血活血"，方中"当归、黄芪"为李东垣所创当归补血汤，以"益气生血、补血养血"，使得血液充足，脉管充盈，以利血行；予"党参、黄芪、百合、生地黄"以"益气养阴"，以治胃阴虚、脾气虚证；瘀血不去，新血不生，予"丹参、川芎、三七粉"以"祛瘀血、生新血"，予"延胡索"以"活血止痛"；予"苏梗、香附、佛手、枳壳、砂仁、乌药"既可通降胃气，又可行气止痛，与"养血活血药"同用，可活血行气，防止气机的郁滞。

4. 浊毒瘀阻

针对"浊毒瘀阻"，主要采用"活血解毒、益气养阴"的方法。现代研究证实，肠形胃癌的演变，是沿着慢性浅表性胃炎–慢性萎缩性胃炎–肠上皮化生–肠形胃癌的方式进展的，病机变化比较复杂。"初病在气，久病入络"。病机发展，可因实而致虚。其病因或因饮食不节，或因情志损伤，或因外邪感染，或因寒凉不备，损伤胃腑，导致胃气壅滞，气机升降失调，进一步伤脾损肝，肝脾胃功能失调，食积、痰湿、湿热、气滞等病理因素相继为患，导致胃络瘀阻、浊毒内蕴。日久损伤脾胃而成脾胃气虚；或热邪煎灼阴液，而阴液亏虚，从而发展到气阴两伤。病机发展，也可因虚致实，或因先天禀赋不足，或因久病失治误治，或因年老体弱，脾胃虚弱，进一步发展，可出现脾胃阳虚，虚寒凝滞血液而瘀血。或脾气虚弱，无力推动血液运行，气虚血瘀。或脾虚不能统血，导致出血，离经之血即为瘀血。或脾胃虚弱，不能化生精血，因血虚瘀滞。病情发展到一定的阶段以后，病因多种，病机复杂，虚实夹杂，产生的病理产物，又会转化成为新的致病因素，缠绵错杂。食积、湿热、痰浊、瘀血，相互因果，积聚成毒成痛。因此，疾病发展的最后阶段是病情虚实夹杂，气虚血瘀毒聚。故临床上可见胃脘部痞满不适，伴有疼痛，或为刺痛，或为隐痛，固定不移，嘈杂，口干，饥不欲食，睡眠差，大便干结，舌暗红，见有瘀斑、瘀点，舌下脉络瘀阻，苔薄黄少津等症。胃镜下可见：黏膜红白相间，以白为主，呈地图状改变，皱襞变平，部分黏膜血管显露，可伴有黏膜颗粒或结节状等表现。病理结果可显示慢性萎缩性胃炎常常伴中重度有肠上皮化生、中重度非典型增生等。此期病情严重，属于癌前病变，进一步发展，就会成为原位癌。

治疗当以"活血解毒、益气养阴"。笔者体会到，在临床上治疗萎缩性胃炎应用"活血解毒药"时应当分层次，视病情的程度而定。当病情为轻度，胃镜病理表现为萎缩性胃炎时，活血化瘀药，一般选择"丹参、赤芍、当归、川芎、三七粉"等；化浊解毒药物，一般选择"薏苡仁、连翘、蒲公英"等。益气健脾药物的选择，多用性味甘平补益的"太子参、灵芝"加健脾利湿的"茯苓"；养阴药可用"百合乌药汤"。若病情到了胃镜病理提示有肠上皮化生、异型增生时，要加用破血消癥的"三棱、莪术、土鳖虫"等，同时"三七粉"的用量可加大，因"三七"为五加科植物，性味甘、微苦、温，现代研究也发现其含有"人参皂苷"，其药理具有抗血小板聚集、溶栓以及具有造血作用，还可抗衰老、抗肿瘤等。病情加重时，解毒之品也要加强，可选加"白花蛇舌草、半枝莲、虎杖"等，这类药物虽性味寒凉，但不易损伤胃气。若胃阴虚严重，出现舌质红、舌苔少，有裂纹，脉细数者，则加"北沙参、麦冬、石斛、玉竹"等"养阴益胃"之品。

二、临证医案

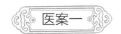

医案一

任某，女，61岁。2018年8月27日初诊。患者主因"间断胃脘部疼痛2年余，加重3个月"为主诉就诊。现患者间断胃脘部隐痛，进食偏凉性食物后胃脘部疼痛加重，常口中泛酸，晨起口苦，口中异味，无腹胀腹痛，纳食差，睡眠尚调，小便可，大便不实，每日2次。舌质暗红略紫，舌苔薄黄微腻，脉弦滑。2018年7月22日曾于中日友好医院行胃镜检查，胃镜报告提示：（胃窦部）黏膜欠光滑，色泽红白相间、以白为主，有散在红斑及少量增生结节，黏膜下血管显露；胃镜诊断：反流性食管炎，浅表 – 萎缩性胃炎。病理报告提示：（胃窦部）固有腺体减少，黏膜肌增生，重度肠化。西医诊断：慢性萎缩性胃炎伴肠上皮化生；中医诊断：胃痛，中医辨证分型：胃络瘀血、肝胃郁热证。治法：化瘀通络、行气止痛、清肝和胃。用药处方：丹参20g，砂仁（后下）3g，三七粉（分冲）3g，延胡索10g，川楝子10g，柴胡10g，黄芩10g，清半夏10g，紫苏梗10g，制香附10g，佛手10g，枳实15g，黄连6g，吴茱萸3g，海螵蛸10g，灵芝30g，炒薏苡仁30g，百合30g，乌药10g，茯神15g。7剂，水煎服，每日1剂，分2次，早晚饭后2h各服一次。

2018年9月2日二诊。服药后患者胃脘部疼痛较前稍减，进食凉性食物后疼痛无明显变化，口中泛酸症状消失，口苦减轻，口中仍有异味，无腹胀腹痛，纳食较前好转，睡眠尚调，小便可，大便已成形，每日2次。舌质暗红、舌苔薄黄微腻，脉弦细滑。用药处方：柴胡10g，黄芩10g，清半夏10g，紫苏梗10g，制香附10g，佛手10g，丹参20g，砂仁（后下）3g，三七粉（分冲）3g，灵芝30g，生薏苡仁 30g，百合 30g，乌药 10g，茯神 15g，枳实 15g，延胡索 10g，川楝子 10g。14 剂，水煎服，每日 1 剂，分 2 次，早晚饭后 2h 各服一次。

2018 年 9 月 16 日三诊。患者电话联系，诉胃脘部疼痛较前明显减轻，近来自觉上火，口角炎发作，自停"三七粉"后好转，现偶有口苦、口干，偶有反酸无胃灼热，无脘腹胀满，二便调。舌质暗红、舌苔白厚腻。用药处方：青蒿 10g，黄芩 10g，黄连 6g，吴茱萸 3g，苍术 10g，厚朴 6g，生蒲黄（包煎）10g，清半夏 10g，紫苏梗 10g，制香附 10g，佛手 10g，丹参 20g，砂仁（后下）3g，灵芝 30g，生薏苡仁 30g，百合 30g，茯神 15g，枳实 15g，川楝子 10g，醋延胡索 10g。14 剂，水煎服，每日 1 剂，分 2 次，早晚饭后 2h 各服一次。

2018 年 12 月 26 日四诊。患者已服药 4 个月，现胃脘疼痛明显减轻，偶饮食不适时有隐痛，偶反酸无胃灼热，无口苦及口干，食用少量寒凉食物无疼痛，但有胃部不适感，无恶心，纳食可，小便调，大便正常，每日 1 次。舌质暗红、舌尖红、苔薄黄腻，脉细滑。中医诊断：胃痛，中医辨证分型：肝胃湿热、瘀血入络证。治法：清热化湿、疏肝和胃、活血通络。用药处方：紫苏梗 10g，制香附 10g，陈皮 10g，青蒿 10g，黄芩 10g，清半夏 10g，厚朴 6g，黄连 10g，吴茱萸 3g，炒枳实 15g，生薏苡仁 30g，炙甘草 6g，白芍 20g，木香 10g，砂仁（后下）3g，丹参 20g，生蒲黄（包煎）10g，延胡索 10g，鸡血藤 30g，炒白术 10g，焦麦芽 15g，灵芝 30g，百合 30g，乌药 10g。14 剂，水煎服，每日 1 剂，分 2 次，早晚饭后 2h 各服一次。

2019 年 6 月 10 日。患者已服药 10 个月余，现患者胃脘隐痛症状基本消失，偶饮食不适时发作，有口气，晨起口干，无口苦，无反酸及胃灼热，食用凉食物后胃痛症状基本消失，大便通畅，每日 2～3 次，质成形。舌质暗红，舌苔薄微黄，脉细滑。2019 年 6 月 2 日于中日友好医院行胃镜检查，胃镜报告提示：（胃窦部）黏膜粗糙，可见片状增生，黏膜色泽红白相间、以红为主。病理报告提示：（胃窦部）黏膜轻度慢性炎，固有腺体减少，且较 2018 年 7 月 22 日中日友好医院的胃镜报告情况有明显改善，提示胃黏膜肌增厚消失，重度肠化生消失。用药处方：紫苏梗 10g，制香附 10g，佛手 10g，青蒿 10g，黄芩 10g，清半夏 10g，茯苓 15g，炒枳实 15g，生薏苡仁 30g，丹参 20g，砂仁 6g，生蒲黄 10g，鸡血藤 30g，百合 30g，乌药 10g，灵芝 30g，焦麦芽 10g，荷叶 10g，郁金 20g，川芎 6g，延胡索 10g。14剂，水煎服，每日1剂，分2次，早晚饭后2h各服一次。服后可停药观察两周，视情调方。

按语：此例患者为老年女性，以"近3个月来以胃脘隐痛，食凉后加重"为主要表现，胃脘部痞满症状不明显。患者患有慢性胃病病史2年余，初病在气，脾胃虚弱，化湿生痰，蕴湿生热，导致肝、脾、胃同病；久病入络，内生瘀血、湿热互结，最终热瘀成毒。故胃镜下可见到胃窦部黏膜欠光滑，色泽红白相间、以白为主，散在有红斑及少量增生结节，胃黏膜下有血管显露；病理报告见胃窦部有固有腺体减少，黏膜肌增生，重度肠化的情况。"血瘀"则血液运行不通，凝滞难行，不通则痛。反之，"血瘀"及"湿阻"又进一步影响气机运行的调畅，加重胃脘部疼痛的发生。脾虚则易生湿，湿为阴邪，易伤阳气，故有胃脘隐痛、胃部怕凉、大便不成形等症状的发生。患者"反酸、口苦、口中异味、舌苔薄黄微腻"此均为肝胃郁久而化热，并与湿邪相互搏结而成，治疗时予"黄连、吴茱萸、海螵蛸"以"泻热制酸"，从而缓解患者反酸的症状；予"柴胡、黄芩、半夏"以"清热燥湿、和解少阳、和胃降逆",从而缓解患者口苦、口中异味的症状；同时在治疗时，应以"活血化瘀通络"药物推动血液的运行，血行则气行，气血才可以得以调和。初诊方中用"丹参、三七、延胡索"以"活血祛瘀止痛而不伤新"，在此后的方中加入"鸡血藤"或"生蒲黄"等活血养血的之品均有"血行则气行、调和气血"之意。当然，气血相互为用，气行则血亦行，所以也常采用加强行气的方法，促进血瘀的消解，遂用"金铃子散"以"活血行气止痛"，方中"川楝子"为"气中之血药"，行气力量较强；"延胡索"为"血中之气药"，重在活血行气，此二味药配伍，使得"活血行气止痛"的力量较强，同时配伍"砂仁、制香附、佛手、紫苏梗"以增强"疏肝解郁行气"之力。患者久病，虚实夹杂，病理产物相互影响，结合患者"怕食凉性食物、大便不成形"等表现，此皆属脾胃虚弱之证，方中予"灵芝、茯神、薏苡仁"以"补气利湿健脾"，予"百合乌药汤"以"补中调气"。经过近2个月调理，病情明显好转，在治疗大法不变的基础上，根据病情随症加减。服药治疗10个月，在中日友好医院复查胃镜初次胃镜明显好转，黏膜肌增厚消失，重度肠化生消失，治疗效果显著。

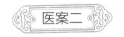

路某，女，50岁。2020年3月10日初诊。患者以"间断胃脘部痞满不适3年余"为主诉就诊，现患者偶有胃脘隐痛，食用凉性食物后胃脘痞满、疼痛加重，时有反酸，胃灼热不明显，无口苦及口干，无乏力，纳食尚可，睡眠尚调，小便可，大便有时不成形，每日1次。舌质暗红略紫，舌下脉络瘀阻，舌苔薄黄，脉弦细滑。2017年9月14日曾于陆军总医院行胃镜检查，胃镜提示：慢性萎缩性胃炎伴胆汁反流（未见报告单）。2018年11月20日曾于武警总医院行胃镜检查，胃镜报告提示：（胃体小弯侧）黏膜红白相间、以白为主，可见片状糜烂，覆白苔，周围黏膜充血水肿；（胃窦部）黏膜红白相间、以白为主，可见胃黏膜下血管显露，散在有片状糜烂。病理报告提示：（胃窦部）黏膜慢性炎伴腺体增生，中度肠化；（胃体小弯侧）黏膜慢性萎缩性胃炎伴腺体增生，中度肠化。西医诊断：慢性萎缩性胃炎伴肠上皮化生；中医诊断：胃痞病，中医辨证分型：肝胃郁热、血瘀毒结证。用药处方：丹参15g，砂仁（后下）3g，三七粉（分冲）4g，莪术10g，赤芍10g，紫苏梗10g，紫苏子10g，醋香附10g，陈皮10g，清半夏10g，炒枳实

15g，生薏苡仁 30g，茯苓 15g，连翘 15g，黄连 6g，吴茱萸 3g，灵芝 30g，焦四仙各 10g，醋鸡内金 10g。14 剂，水煎服，每日 1 剂，分 2 次，早晚饭后 2h 各服一次。

2020 年 12 月 8 日就诊。服药后患者症状好转，期间多次通过视频远程会诊治疗，在上方的基础上加减治疗，服药半年余。现患者胃脘部痞满症状不明显，无反酸及胃灼热，有时口干，无口苦，有时饮食不慎时胃脘部不舒，睡眠时好时坏，常夜间睡眠时烘热汗出，考虑更年期综合征，根据患者症状病情辨证治疗。2020 年 11 月 6 日来京门诊，查患者舌质暗红，舌苔薄白，脉细滑。2020 年 11 月 10 日于解放军总医院第三医学中心行胃镜检查，胃镜报告提示：（体小弯侧）胃黏膜粗糙，蠕动好；（胃窦部）黏膜红白相间、局部以白为主，未见黏膜下血管透见，可见散在片状糜烂；病理报告提示：（胃窦部）幽门型黏膜慢性炎伴糜烂，部分腺体轻度肠化。用药处方：紫苏梗 10g，紫苏子 10g，醋香附 10g，陈皮 10g，清半夏 10g，炒枳实 15g，生薏苡仁 30g，茯神 15g，三七粉（分冲）6g，莪术 10g，连翘 15g，白花蛇舌草 30g，丹参 15g，砂仁（后下）3g，赤芍 10g，白芍 10g，灵芝 30g，太子参 15g，焦神曲 10g，醋鸡内金

10g，百合30g，乌药10g。14剂，水煎服，每日1剂，分2次，饭后两小时温服。

按语：该患者久病，多由气分到血分，出现瘀阻血络。胃脘痞满，偶有胃脘疼痛，食用凉食物加重，提示气滞血瘀。舌质暗略紫，舌下脉络瘀阻，亦是血瘀的表现。胃镜下见胃黏膜红白相间，以白为主，可见黏膜下血管显露，散在片状糜烂也是胃黏膜脉络瘀阻的表现。黏膜糜烂属热毒所致，糜烂伴有渗血为离经之血，亦是瘀血。可见此患者久病伤及血络，瘀血阻滞气机，不通则痛，出现胃脘时有疼痛。治疗当活血化瘀以通络止痛，方用"丹参、三七、莪术、赤芍"等药。气机不畅则胃脘痞满，气行则血行，行气可助活血，故用"紫苏梗、醋香附、陈皮、炒枳实、乌药、焦槟榔"等药以"行气活血、消痞和胃"。用"半夏、枳实"可加强"消痞和胃"之功。脾胃病日久必脾胃虚弱，运化失常，痰湿内生，郁久化热，瘀热互结，浊毒内生，虚实夹杂。治疗当"健脾化湿、清利肝胃郁热"。方中予"太子参、灵芝、百合、茯神、薏苡仁"以"健脾利湿、益气养阴"，以补脾胃之虚，用"砂仁"以"芳香化湿"。用"黄连、连翘、白花蛇舌草"以"清热解毒散结"。病程日久，多饮食积滞，食积则脘痞不解，故用焦三仙消食导滞，以强胃健脾，以助运化，使胃气和降。全方"补"与"消"结合，活血以行气，瘀血去则新血生。行气以助活血，气行则血行。"活血行气"与"清热解毒散结"并用，"补气健脾"与"消积化滞"同用，使瘀血去新血生，胃阴足，热毒消，结皆散，胃黏膜得到修复，功能逐步恢复正常。

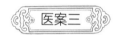

医案三

石某，女，53岁，教师。2020年5月20日初诊。患者主因"胃脘痞满4年余，加重伴间断胃部隐痛2个月余"为主诉就诊。患者平时工作紧张，近4年来间断胃脘部痞满不适，时轻时重，近2个月来胃脘部隐隐刺痛间断发作，夜间症状多发且明显，进食生冷食物后胃痛症状加重，无胁肋部胀痛，有时嗳气，有食物反流，吞咽不利，无反酸，晨起口苦，无口干，纳食可，夜寐欠安，小便可，大便黏滞，有排不尽感。舌质暗红、有瘀点，舌苔薄黄腻，脉弦细滑。2016年12月21日曾于中日友好医院行胃镜检查，胃镜下可见：食管下段血管网不清，齿状线上移1.2cm；胃黏膜色泽发白，贲门部黏膜光滑，略松弛；胃窦部黏膜散在3个小片状糜烂灶，胃窦部黏膜色泽红白相间，以红为主。胃镜报告提示：反流性食管炎；慢性浅表性胃炎伴糜烂；病理报告提示：胃窦部黏膜轻度慢性炎，固有腺体轻度减少，黏膜肌增生，淋巴细胞聚集，轻度肠上皮化生。免疫组化：Hp(-)。西医诊断：慢性萎缩性胃炎伴肠上皮化生；中医诊断：胃痛，中医辨证分型：胃络瘀阻、湿热郁滞证。治法：活血理气、化瘀止痛、清化湿热。用药处方：生蒲黄（包煎）10g，醋延胡索10g，丹参15g，砂仁（后下）3g，赤芍10g，白芍10g，柴胡10g，黄芩10g，清半夏15g，黄连3g，荜澄茄6g，紫苏梗10g，醋香附10g，陈皮10g，炒枳实15g，茯苓15g，生薏苡仁30g，木香10g，焦槟榔10g，炒鸡内金10g。14剂，水煎服，每日1剂，分2次，早晚饭后2h各温服一次。

2020年6月9日二诊。患者服药后胃脘部痞满较前明显减轻，胃部疼痛症状减轻，现偶有饮食不适时胃部隐痛，胃痛不甚，夜间无明显疼痛，无胁肋部胀痛，晨起口苦较前减轻，仍时有食物反流的情况，吞咽不利，无反酸，纳食可，小便可，夜寐欠安，大便黏滞，有时大便干，每日1次。舌质暗红、有瘀点，舌苔薄黄少津，脉弦细滑。用药处方：丹参15g，砂仁（后下）3g，醋莪术10g，赤芍10g，白芍 10g，三七粉（分冲）3g，柴胡 10g，黄芩 10g，清半夏 10g，紫苏梗 10g，醋香附 10g，陈皮 10g，炒枳实 15g，茯神 15g，生薏苡仁 30g，百合 30g，乌药 10g，连翘 15g，焦槟榔 10g，炒鸡内金 10g，火麻仁 30g。14 剂，水煎服，每日 1 剂，水煎服，分 2 次，早晚饭后 2h 各温服一次。

2020 年 6 月 23 日三诊。服药后，患者胃脘部痞满症状不明显，胃部无明显疼痛，偶有食物反流及胸骨后不适的症状，无口苦，无反酸及胃灼热，口干，纳食可，睡眠渐调，大便尚调。舌质暗红，舌体略胖，舌苔薄微黄，脉弦细小滑。用药处方：丹参 15g，砂仁（后下）3g，醋莪术 10g，赤芍 10g，三七粉（分冲）3g，紫苏梗 10g，醋香附 10g，陈皮 10g，清半夏 10g，炒枳实 15g，茯神 15g，生薏苡仁 30g，太子参 15g，灵芝 30g，百合 30g，乌药 10g，连翘 15g，焦槟榔 10g，炒鸡内金 10g。14 剂，水煎服，每日 1 剂，水煎服，分 2 次，早晚饭后 2h 各温服一次。

2020 年 10 月 29 日四诊。患者已坚持服药 5 个月余，在上方的基础上进行加减治疗。2020 年 10 月 8 日于中日友好医院复查胃镜。胃镜下可见：食管黏膜光滑，齿状线距贲门 39cm，黏膜未见异常，胃窦部蠕动较好，胃黏膜呈轻度的花斑样改变，红白相间，以红为主，取病理一块。病理报告提示：（胃窦部）表浅黏膜轻度慢性炎，固有层淋巴滤泡形成，免疫组化显示 Hp（－）。现患者病情稳定，偶因饮食不慎时出现胃脘部不适，胸骨后不适感消失，已无食物反流症状的发生，偶有口干，无反酸及胃灼热，无口苦，纳食可，睡眠较前好转，小便可，大便调，每日1次。舌质暗红，舌苔薄微黄，脉细滑。继续用药，巩固疗效。用药处方：丹参15g，砂仁（后下）3g，赤芍15g，紫苏梗10g，醋香附10g，陈皮10g，清半夏10g，炒枳实15g，茯神15g，生薏苡仁30g，太子参15g，灵芝30g，百合30g，乌药10g，连翘15g，焦神曲10g，炒鸡内金10g，生龙骨（先煎）30g，生牡蛎（先煎）30g。14剂，水煎服，每日1剂，水煎服，分2次，早晚饭后2h各温服一次。

按语：该患者为教师，平时工作较紧张，思虑较多，久思伤脾，导致脾胃虚弱的发生，所以在临床上会有胃脘部痞满不适症状，因未能及时治疗，日久则病情迁延难愈，土壅木郁，由胃及肝，肝胃气逆，则会出现嗳气时作、食物反流、吞咽不利等症状的发生。"初病在气，久病及血"，胃病及脾及肝，痰湿、食积、郁滞、湿热相互为患，气机升降失调，导致瘀血内生，胃络瘀阻，则会出现胃脘部疼痛、刺痛，且夜间症状明显。因脾胃虚弱，痰湿内生，易阻滞气机，日久则化热生湿，导致湿热中阻。湿为阴邪，遇寒则加重，疼痛为隐痛，食用凉性食物则疼痛症状发作或加重，加之舌质暗红、有瘀点，此均为胃络瘀阻之候。肝胃郁热，肝胆疏泄失常，则会有口苦、口干等症状。胃肠湿热，极易引起气机阻滞，则常有大便不畅、大便黏滞等症状。"胃不和则卧不安"，脾胃中焦因痰湿、湿热之邪阻滞，痰热上扰心神，则会出现睡眠欠安等症状的发生。胃镜报告提示：反流性食管炎、慢性浅表性胃炎，但病理结果报告提示：胃窦部固有腺体减少，有肠上皮化生，符合"慢性萎缩性胃炎"的诊断。中医辨证分型为：胃络瘀阻、湿热郁滞证，治疗当"活血以调气"，治法应当"化瘀止痛、和胃降逆、清化湿热"。选用"丹参饮"合"失笑散"加减以"化瘀止痛"，选用"半夏泻心汤"加减以"辛开苦降、清热化湿、和胃降逆"。方中予"丹参、生蒲黄、延胡索、赤芍、白芍"以"活血化瘀、通络止痛"；予"黄芩、黄连、清半夏、荜澄茄"以"寒热并用、辛开苦降"，从而实现"清热化湿、消痞除满"的功效；予性味辛温之"荜澄茄"，起"温中散寒，行气止痛"之效，同"延胡索"相配伍，能够加强止痛的效果，同"黄芩、黄连、半夏"相配伍，能取代性味辛热之"干姜"，有"辛开苦降、消痞散结"之意；予"柴胡、苏梗、醋香附、陈皮、枳实、木香、焦槟榔、砂仁"等行气之品，有"调畅气机、理气化湿、和胃降逆"之功；予"鸡内金"以"健胃消食导滞"，帮助恢复脾胃正常的生理功能。此患者病情虚实夹杂，以"实邪"为主，实邪主要表现为"血瘀、食积、湿热、气滞"，正虚主要表现为"脾胃虚弱"，治疗予"茯苓、薏苡仁"以"健脾化湿补虚"，予"鸡内金"以"健胃消食"以助脾运。在二诊时，患者胃痛症状较前明显减轻，湿热之邪渐化，故减去"生蒲黄、延胡索、荜澄茄、黄连、茯苓"，加"莪术、三七粉"以加强"活血消癥、散结消痞"的作用；将"茯神"替换"茯苓"，以加强"和胃安神"之效。"实邪"减轻，当加强"治本"之措，遂予"百合乌药汤"以"补脾气、益胃阴"，使得脾胃强健，实现补而不滞的功效。患者有舌苔黄的表现，此为"郁热"所致，遂予"连翘"以"清解郁热"，予"火麻仁"以"滋阴润肠"以"通便"，既能制约诸行气药之温燥之性，又可使郁热之邪有出路。在三诊时，患者诸症渐平，胃部痞满症状不明显，仍偶有胸骨后不适及食物反流的情况，且伴口干，临床治疗效果明显。在此阶段，邪实渐消，正气有虚，遂予"太子参、灵芝"以加强补益脾胃之气以固本。其中，灵芝性味甘平，能补五脏之气；太子参性味甘平，有"益气健脾生津"之效，二者相伍，有"甘平健胃"之意，既能补益，又不至于敛邪。随后以此方为基础，在门诊上根据患者症状辨证加减，用药治疗5个月余，患者诸症渐平，偶因饮食不慎时会有胃脘不适感，睡眠欠佳。复查胃镜，病理报告提示：胃窦部黏膜为轻微慢性炎症，慢性萎缩性胃炎已治愈。遂在后期治疗时，减去"破血消癥"之"莪术"，减活血化瘀之"三七粉、赤芍"，予"生龙骨、生牡蛎"以"重镇潜阳安神"以善后。

医案四

潘某，女，68岁。2019年12月17初诊。患者主因"胃脘痞满1年余，加重伴间断胃痛1个月"为主诉就诊。患者1年前无明显诱因出现胃脘部痞闷胀满，未予系统诊治。1个月前因情绪急躁后胃脘部痞闷胀满症状加重，且有反酸、胃灼热、口苦、口干、口黏，间断有胃脘部灼痛感，纳食尚可，睡眠差，易醒，醒后难以入睡，患者体瘦，平素容易着急，小便可，大便量偏少，每日1次。2019年8月21日于解放军第七医学中心行胃镜检查，胃镜下可见：食管黏膜光滑，下段近贲门处可见条索状糜烂，长度＜0.5cm，未见经脉曲张；（胃体后壁近贲门处）可见片状红色浅凹陷（此处取活检一块）；胃窦部黏膜光滑，红白相间，以红为主，未见黏膜下血管网，可见有多发丘状和片状糜烂，胃前壁可见有红色微隆起。胃镜报告提示反流性食管炎（LA-A）、慢性浅表性胃炎伴糜烂、胃黄斑；病理报告提示（胃体后壁近贲门）胃体黏膜组织呈慢性浅表性炎症，轻度肠化生，间质充血。舌质暗红、有瘀点，舌苔薄黄腻，脉弦细滑小数。西医诊断：慢性萎缩性胃炎伴肠上皮化生；中医诊断：胃痛，中医辨证分型：肝胃不和、湿热瘀阻证。治法：清化湿热、和胃降逆、化瘀止痛。用药处方：柴胡10g，黄芩10g，清半夏10g，黄连10g，吴茱萸5g，姜厚朴10g，芦根10g，连翘15g，醋延胡索10g，紫苏梗10g，醋香附10g，陈皮10g，炒枳实15g，茯苓15g，薏苡仁30g，赤芍10g，丹参30g，砂仁（后下）5g，三七粉（分冲）3g，醋莪术6g，焦神曲15g。7剂，每日1剂，水煎服，分 2 次，早晚饭后 2h 各温服一次。

2019 年 12 月 24 日二诊。服药后，患者胃部痞闷胀满症状较前减轻，反酸较前减轻，胃痛明显减轻，偶饮食不适时发作，仍有胃灼热、口苦、口干、口黏，睡眠较前稍改善。舌质暗红、有瘀点，舌苔薄黄腻，脉弦细滑。用药处方：柴胡 10g，黄芩 10g，清半夏 10g，黄连 10g，吴茱萸 5g，姜厚朴 10g，芦根 15g，连翘 15g，紫苏梗 10g，醋香附 10g，陈皮 10g，炒枳实 15g，茯神 15g，薏苡仁 30g，赤芍 10g，丹参 30g，砂仁（后下）3g，三七粉（分冲）3g，醋莪术 6g，焦神曲 15g，生龙骨（先煎）30g，生牡蛎（先煎）30g。14 剂，水煎服，每日 1 剂，早晚饭后 2h 各温服一次。

2020 年 1 月 7 日三诊。服药后，患者胃部痞闷胀满症状较前不明显，胃痛已愈，反酸及胃灼热症状消失，无明显口苦，仍有口干，睡眠差，但较前好转，大便尚调，每日 1 次。舌质淡暗、有瘀点，舌苔薄黄微腻，脉弦细滑。用药处方：紫苏梗 10g，醋香附 10g，陈皮 10g，清半夏 10g，炒枳实 15g，生薏苡仁 30g，茯神 15g，连翘 15g，丹参 20g，砂仁（后下）3g，三七粉（分冲）3g，醋莪术 6g，焦神曲 10g，炒鸡内金 10g，炒酸枣仁 30g，石菖蒲 10g，制远志 6g，紫灵芝 6g。7剂，水煎服，每日1剂，早晚饭后 2h 各温服一次。

2020年1月14日四诊。服药后，患者胃脘部痞闷胀满症状不明显，睡眠较前好转，无胃灼热及反酸，无口苦及口干。舌质淡暗、有瘀点，舌苔薄微黄少津，脉细滑。用药处方：紫苏梗 10g，醋香附 10g，陈皮 10g，清半夏 10g，炒枳实 15g，生薏苡仁 30g，茯神 15g，连翘 15g，丹参 20g，砂仁（后下）3g，三七粉（分冲）3g，醋莪术 6g，焦神曲 20g，炒酸枣仁 30g，石菖蒲 10g，制远志 6g，紫灵芝 6g，太子参 15g，百合 30g，乌药 10g。7剂，水煎服，每日1剂，早晚饭后 2h 各温服一次。

2020年8月5日复诊。患者在6月份时间断服药1个月，其余时间一直服药，在上方的基础上采用"化瘀通络、益气养阴、理气和胃"的方法进行加减治疗。现患者胃脘部痞闷胀满症状不明显，胃脘部有嘈杂感，口稍干，偶有胃灼热，无反酸，睡眠渐调，大便不畅，每日1次。舌质暗红，舌苔薄白，脉弦细滑。用药处方：紫苏梗 10g，醋香附 10g，陈皮 10g，清半夏 9g，炒枳实 15g，茯苓 15g，连翘 15g，生薏苡仁 30g，三七粉（分冲）3g，醋莪术 10g，砂仁（后下）3g，丹参 30g，百合 30g，乌药 10g，赤芍 10g，白芍 10g，炒鸡内金 10g，焦槟榔 10g，焦神曲 15g。14 剂，水煎服，每日 1 剂，早晚饭后 2h 各温服一次。

　　该患者在上次就诊服药结束后停药，平时注意调节饮食、稳定情绪，病情比较稳定。2020 年 9 月 28 日患者于解放军第七医学中心行胃镜检查，胃镜下可见：（食管）黏膜光滑；（胃体）黏膜光滑，红白相间，以红为主，未见黏膜下血管网；（胃小弯）可见点状糜烂灶（取病理一块）；（胃窦部）黏膜光滑，呈中度红白相间改变，以红为主，未见黏膜下血管网。胃前壁可见黄白色微隆起。胃镜报告提示：①慢性浅表性胃炎；②胃黄斑。病理报告提示：（胃体小弯）黏膜组织呈慢性浅表性胃炎。

　　按语： 该患者老年女性，体型偏瘦，平素性情急躁，导致"木旺乘土"，肝气横逆犯胃，肝胃气滞，脾胃受损，气机升降失调，脾胃纳运失常，进而出现胃脘部痞满、嗳气等症状的发生。脾失健运，痰湿内生，湿邪郁久则化生湿热。肝胃湿热、肝胃气逆则会出现"反酸、胃灼热、口干"等症状。热灼胃络则有胃脘部灼痛感，热聚成痈化腐，热邪迫血妄行，胃镜下则可见胃黏膜有渗血、红肿糜烂灶。"渗血"为离经之血，"离经之血"即是"瘀血"，血瘀阻络，亦可引起胃脘部的疼痛。湿邪阻滞则会有口中黏腻不爽，大便黏滞、排便不畅等症状的发生。痰热扰神，神志不安则会有睡卧不安等情况。舌质暗红、舌苔黄腻，脉弦滑数，此均为中焦湿热之外候。若"瘀血、湿热"进一步阻滞气机运行，导致饮食积滞胃肠，虚实相互转化，使得脾胃功能减弱。治疗当以"清化湿热、和胃降逆"，使得"化瘀而不伤新血，止血而不留瘀血"，从而恢复脾胃气机的升降，遂胃部痞满、疼痛等症状消失，脾胃功能得以复原。方用"王氏连朴饮"合"左金丸"加减，予"黄连、厚朴、芦根、陈皮、半夏、吴茱萸"以"清肝胃之热"而止酸，"化中焦湿热"而宣通气机；予"柴胡、黄芩"以"清泄肝胆之热"，从而能缓解口干、口苦的症状；予"连翘"以"清热解毒、散结消痈"；对因热迫血行而导致的"离经之血"，即在胃镜下可见到有胃黏膜糜烂者，予"三七粉、丹参、赤芍、莪术、延胡索"等活血化瘀之品，使其"止血并化瘀、活血而不留瘀"，方中化瘀药与理气药并用，使瘀去则血行，气行则血畅，气血调和，则胃脘疼痛自止。针对脾胃虚弱，予"茯苓、生薏苡仁、焦神曲"以"强健脾胃、以助纳化"。在二诊时，患者诸症减轻，针对睡眠差，予"生龙骨、生牡蛎"以"重镇潜阳安神"。在三诊、四诊时，患者反酸、胃灼热、口苦、胃痛等症状皆消，胃脘部痞闷胀满也较前减轻，说明湿热之邪已化，故减去"柴胡、黄芩、黄连、厚朴、芦根、吴茱萸"等"清化湿热、辛开苦降"之品。患者睡眠不实，易醒，醒后难以入睡，予"酸枣仁、石菖蒲、制远志"以"祛痰化湿、养血宁心安神"。热邪日久，煎灼阴液，导致气阴两伤，则出现口干少津等症状，予"太子参、百合、乌药、灵芝"以"益气养阴、补益脾胃"，从而强健脾胃正常的生理功能。在上方的基础上，对患者进行临床辨证加减治疗，疗程7个月左右，复查胃镜时，胃镜报告提示既往反流性食管炎、食管黏膜条索状糜烂已愈，病理报告提示（胃体后壁）黏膜组织的慢性炎伴肠上皮化生已治愈，胃部黄斑仍在。

祖国医学理论认为"通则不痛"，胃为多气多血之腑，胃腑气血的正常运行，与心、肝、脾、肺等脏腑密切相关。脾胃功能健全，气血化源充足，气血充盈，心气才可正常推动血液在脉管内运行，无以溢出脉外；肝气调畅，疏泄正常，肺气宣发肃降，肺朝百脉，脾胃气机升降有序，方使全身气机得以调达；肝藏血，储蓄调节血液有度。调气以和血，使气血调和也。"痛则不通"，气血瘀滞也。若脾胃虚弱，气血化源乏力，影响五脏六腑的总体功能，气机不畅，气滞血瘀，胃脘胀痛，归根结底，是气血不通造成的，故调血以和气，养血活血化瘀行气，使气血调和。上面讲的针对胃气壅滞、胃气上逆、脾胃气虚、气滞血瘀、血虚血瘀等证的治法，都在围绕气血的调节，"调气以和血，调血以和气"，实际上都是一种通法，诚如清人高士宗在《医学真传》中说的："通之之法，各有不同，调气以和血，调血以和气，通也；上逆者使之行，中结者，使之旁达，亦通也；虚者助之使通，寒者温之使通，无非通之之法也。"董建华教授创建的治疗胃病的"通降理论"，就是采取这样多种通法，目的是使胃气通降，这完全符合"胃气主降""胃宜和降""腑以通为补"的原则。

在治疗过程中，要始终紧紧围绕着病机，针对病情的不同辨证治疗，施方用药，始终把握病位在胃，与脾关系密切。慢性萎缩性胃炎病变以脾胃为中心，影响及肝，或土虚木贼，或土壅而木郁，或木乘土虚，肝胃同病，脾胃同病，均造成脾胃虚弱，气血阴液亏虚，血瘀而成毒，使胃腑得不到气血津液的充足营养，胃黏膜固有腺体减少，胃黏膜萎缩，肠上皮化生，异型增生，严重的发展为胃癌。在治疗上，紧紧围绕上述病机，益气健脾，养阴益胃，活血化瘀，解毒散结，以调和气血，使结散毒消，瘀去新生，使脾胃功能恢复正常。犹如让枯萎的花草恢复生机，需要浇水、施肥、驱除病虫害，花草得到充足的水分、营养，不为病虫害所困，方能恢复生机。祛瘀的目的以求生新。"修复再生"是动物细胞的特有功能，人类生命经过数亿年进化，寿命超越百年，正是由于人体细胞具有强大的修复再生功能。祛瘀生新治法，科学组方用药，为细胞修复再生创造条件。

长期以来，不论西医还是中医，治疗慢性萎缩性胃炎大多以改善症状为目标，难以阻止癌变进程，我国每年有50多万人死于胃癌，其中一半人有萎缩性胃炎病史。经过长期大量科学研究，我们找到了慢性萎缩性胃炎的治疗规律，一病二治，逆转肠化生和异型增生，可靠遏制癌变进程。

调和气血，迅速消除痛、胀症状，患者食欲增强，食量增加；培土生新，补益气血、养阴益胃，养血活血，使萎缩腺体再生，脾胃功能恢复，营养物质充分消化吸收，患者面色红润有光泽，体重增加，体质增强。

参 考 文 献

[1] 王正兵，吴洪海，龚卫娟，等．解剖学和外科学课程
整合创新研究与实践 [J]．中国高等医学教育，2013，
32(10)：75-76．

[2] 罗双慧，刘巍，曾志琴，等．降钙素基因相关肽的胃
黏膜保护机制的研究进展 [J]．中国医药导报，2019，
16(25)：41-44．

[3] 李军祥，陈誩，吕宾，等．慢性萎缩性胃炎中西医结合
诊疗共识意见 (2017 年)[J]．中国中西医结合消化杂志，
2018，26(2)：121-131．

[4] 安静，杨晋翔，贺梅娟，等．益气化瘀解毒法对慢性萎
缩性胃炎伴异型增生大鼠 APC、beta-catenin 表达干预
的实验研究 [J]．中国民间疗法，2015，23(3)：91-92．

[5] 潘晓娜．慢性萎缩性胃炎伴癌前病变患者的中医证型分
布特点研究 [D]．大连：大连医科大学，2017．

[6] Morales-Espinosa R，Delgado G，Serrano L R，et al. High expression of Helicobacter pylori VapD in both the intracellular environment and biopsies from gastric patients with severity[J]. PLoS One，2020，15(3)：e230220.

[7] 张亚峰. 慢性萎缩性胃炎伴胆汁反流中医证型的分布特点及胃肠激素的相关性研究 [D]. 福州：福建中医药大学，2014.

[8] 刘珊. 慢性萎缩性胃炎辨证治疗的疗效评价和基于数据挖掘的导师经验总结 [D]. 北京：中国中医科学院，2011.

[9] Sun Y，Wang S，Qi M，et al. Psychological distress in patients with chronic atrophic gastritis：the risk factors，protection factors，and cumulative effect[J]. Psychol Health Med，2018，23(7)：797-803.

[10] 张声生，李乾构，唐旭东，等. 慢性萎缩性胃炎中医诊疗共识意见(2009，深圳)[J]. 中国中西医结合消化杂志，2010，18(5)：345-349.

[11] 施尧. 消化道上皮性肿瘤新国际分类 (维也纳分类)[J]. 胃肠病学，2000，5(2)：135-136.

[12] 朱雄增. 胃肠道癌前病变和癌的 WHO 诊断新标准 [J].

中华病理学杂志，2003，32(2)：71-72.

[13] 徐洪明，钱建忠，李世兰，等．胃高级别上皮内瘤变在胃上皮肿瘤性病变诊断中的应用价值 [J]. 江苏医药，2010，36(12)：1392-1394.

[14] 刘文忠，谢勇，陆红，等．第五次全国幽门螺杆菌感染处理共识报告 [J]. 胃肠病学，2017，22(6)：346-360.

[15] 张碧文．影响慢性萎缩性胃炎中医发病因素的探讨 [D]. 南京：南京中医药大学，2018.

[16] 李军祥，陈誩，吕宾，等．慢性萎缩性胃炎中西医结合诊疗共识意见 (2017 年)[J]. 中国中西医结合消化杂志，2018，26(2)：121-131.

[17] 王暖凤，初海坤，黄树民，等．慢性萎缩性胃炎患者临床流行病学分析 [J]. 中国公共卫生，2017，33(7)：1109-1111.

[18] Xie Y, Song C, Cheng H, et al. Long-term follow-up of Helicobacter pylori reinfection and its risk factors after initial eradication：a large-scale multicentre, prospective open cohort, observational study[J]. Emerg Microbes Infect, 2020, 9(1)：548-557.

[19] Xie Y, Song C, Cheng H, et al. Long-term follow-up

of Helicobacter pylori reinfection and its risk factors after initial eradication：a large-scale multicentre，prospective open cohort，observational study[J]. Emerg Microbes Infect，2020，9(1)：548-557.

[20] Shamsdin S A，Saberifiroozi M，Mehrabani D，et al. Pepsinogen I and II，Gastrin and Cag A Serum Levels in Shiraz[J]. Middle East J Dig Dis，2011，3(2)：103-109.

[21] 徐华，金德忠. 现代医学对中医脾的认识 [J]. 中医药通报，2008，7(6)：17-18.

[22] 郑庆浩，侯舒成. 试论李东垣脾胃学说特点 [J]. 湖南中医杂志，2017，33(10)：134-135.

[23] 史林林，刘力，陈晨，等. 浅述叶天士脾胃学说及其现代应用 [J]. 世界最新医学信息文摘，2019，19(60)：40-41.

[24] 王长洪. 董建华的脾胃学术思想 [J]. 中国中西医结合消化杂志，2018，26(4)：315-318.

[25] 杨晋翔，贾玉. 国医大家董建华论治脾胃病学术经验探讨 [J]. 中国中西医结合消化杂志，2018，26(9)：724-725.

[26] 董建华. 治疗胃病必须调和气血 [J]. 新中医，1987，

18(1)：1–2.

[27] 王长洪 . 董建华治疗慢性萎缩性胃炎的经验 [J]. 浙江中医学院学报，1999，23(4)：41.

[28] 吴寅保 . 董建华治疗慢性胃炎经验拾零 [J]. 山西中医，2002，18(6)：7–8.

[29] 李晓林，田德禄 . 田德禄治疗脾胃病学术思想及临床经验 [J]. 中医杂志，2011，52(20)：1730–1731.

[30] 曹云，郭志玲，黄佳钦，等 . 田德禄教授基于"瘀毒论"治疗慢性萎缩性胃炎经验 [J]. 现代中医临床，2019，26(5)：42–44.

[31] 马卫国，胡晓玲，李志红，等 . 田德禄教授化裁运用香苏散临床经验 [J]. 现代中医临床，2017，24(1)：53–55.

[32] 张会永 . 从《脾胃论》发挥到萎缩性胃炎以痈论治学说——解读李玉奇教授脾胃病临床经验 [J]. 中华中医药学刊，2007，25(2)：208–212.

[33] 华欣 . 名医李玉奇治疗萎缩性胃炎的两则验方 [J]. 求医问药，2012(8)：10.

[34] 李郑生，张正杰，等 . 国医大师李振华临证精要 [M]. 北京：人民卫生出版社，2018.

[35] 李郑生，郭文，郭淑云 . 国医大师李振华学术传承集

[M]. 北京：中国中医药出版社，2012.

[36] 罗迪，刘凤斌. 邓铁涛教授辨治脾胃病特色探讨 [J]. 时珍国医国药，2013，24(9)：2293–2294.

[37] 邓中光. 邓铁涛教授临证中脾胃学说的运用 (一)[J]. 新中医，2000，31(2)：13–15.

[38] 李颖，李桃桃，颜新. 颜德馨教授脾胃学说思想探析 [J]. 浙江中医药大学学报，2015，39(8)：598–601.

[39] 李文泉，范春琦，权红，等. 方和谦学术思想研究 [J]. 中医杂志，2010，51(6)：491–494.

[40] 劳绍贤，胡玲. 劳绍贤教授"祛湿以运脾，清热以防变"脾胃湿热学术思想撷萃 [J]. 中国中西医结合消化杂志，2019，27(5)：323–324.

[41] 刘晓曼，佘世锋，劳绍贤. 劳绍贤教授治疗脾胃疾病临证用药经验撷萃 [J]. 浙江中医药大学学报，2019，43(4)：336–338.

[42] 冯好茜，朱钧晶，阮善明. 中医辨证与慢性萎缩性胃炎胃镜像规律研究进展 [J]. 浙江中西医结合杂志，2020，30(11)：952–954.

[43] 楼茜欣，唐梅文，唐燕，等. 慢性萎缩性胃炎胃镜像与中医证型相关性研究进展 [J]. 山东中医杂志，2020，

39(8)：887–890.

[44] 陈中倩 . 慢性萎缩性胃炎唇象、舌象、胃镜像辨证分布规律研究 [D]. 济南：山东中医药大学，2016.

[45] 宋海贝，温川飙 . 慢性胃炎中医四诊信息客观化研究进展 [J]. 亚太传统医药，2019，15(1)：176–178.

[46] 于风芝 . 胆汁反流性胃炎唇象、舌象、胃镜像辨证分布规律研究 [D]. 济南：山东中医药大学，2017.

[47] 徐洁 . 基于"脾荣唇"的慢性萎缩性胃炎脾气虚证的研究 [D]. 济南：山东中医药大学，2015.

[48] 窦婧茹 . 脾荣唇在慢性胃炎脾气虚证诊治中作用的评价 [D]. 济南：山东中医药大学，2011.

[49] 姜艾利 . 慢性萎缩性胃炎中医证候与危险因素、内镜、病理相关性研究 [D]. 北京：中国中医科学院，2020.

[50] 李枝锦，吴平财 . 慢性萎缩性胃炎的微观辨证研究进展 [J]. 中国中西医结合消化杂志，2020，28(1)：72–76.

[51] 许话 . 慢性萎缩性胃炎中医证型分布与胃镜像、病理象相关性的研究 [D]. 北京：北京中医药大学，2014.

[52] 仁青东主，桑吉卓玛，斗周才让，等 . 慢性萎缩性胃炎藏医四诊表现与胃黏膜病理变化的相关性研究 [J]. 世界科学技术 – 中医药现代化，2019，21(9)：1980–1987.

[53] 田德录，唐旭东. 近十年中医药治疗慢性萎缩性胃炎临床研究述评 [J]. 新消化病学杂志，1993(1)：8–12.

[54] 王永炎，等. 中国百年百名中医临床家丛书：董建华 [M]. 北京：中国中医药出版社，2001.

[55] 唐旭东，胡建华. 名老中医诊治慢性胃病临证经验选介 [M]. 北京：人民卫生出版社，2016.